DU

RHUMATISME AIGU

ET DE

SES DIVERSES MANIFESTATIONS

CHEZ LES ENFANTS

PAR

Le Dr Constant PICOT,

Interne en médecine et en chirurgie des hôpitaux de Paris
Médaille de bronze de l'Assistance publique (internat 1871).

PARIS

ADRIEN DELAHAYE, LIBRAIRE-ÉDITEUR

PLACE DE L'ÉCOLE-DE-MÉDECINE

1873

[illegible]

[illegible]

[illegible]

[illegible]

DU
RHUMATISME AIGU

ET DE

SES DIVERSES MANIFESTATIONS

CHEZ LES ENFANTS

PAR

Le Dr Constant PICOT,

Interne en médecine et en chirurgie des hôpitaux de Paris.
Médaille de bronze de l'Assistance publique (internat 1871).

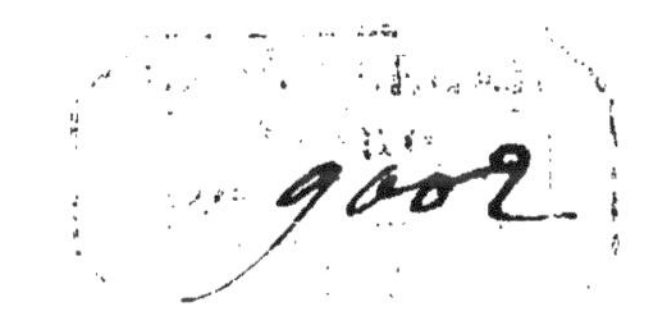

PARIS

ADRIEN DELAHAYE, LIBRAIRE-ÉDITEUR

PLACE DE L'ÉCOLE-DE-MÉDECINE

—

1873

TABLE DES MATIÈRES

DU

RHUMATISME AIGU

ET DE SES

DIVERSES MANIFESTATIONS CHEZ LES ENFANTS.

INTRODUCTION.

Pendant notre internat à l'hôpital des Enfants-Malades de Paris, dans le service de notre excellent maître, M. le Dr Labric, nous avons eu l'occasion d'étudier un nombre relativement assez grand de cas de rhumatisme, et nous avons pu nous convaincre que cette maladie n'est point aussi rare dans l'enfance qu'on l'admettait autrefois, et qu'elle peut présenter à cet âge des caractères et des particularités qui la font différer de ce qu'elle est chez les adultes. En outre, le rhumatisme offrant des affinités reconnues maintenant de la plupart des auteurs, avec deux maladies dont l'étude appartient plus spécialement à la pathologie infantile, la chorée et la scarlatine, cette circonstance vient donner un intérêt nouveau à l'étude du rhumatisme dans l'enfance ; c'est ce qui nous a décidé à en faire le sujet de notre thèse.

Nous avons recueilli dans ce but quarante-sept observations inédites, les unes ont été prises par nous dans le service de M. Labric, nous devons les autres à l'obligeance de nos collègues de l'hôpital des Enfants et de l'hôpital Sainte-Eugénie ; nous avons, en outre, trouvé un grand nombre de faits et de documents, dans les journaux, dans les thèses de la Faculté de médecine et dans divers ouvrages français et étrangers ; nous nous proposons d'exposer, dans ces pages, le résultat de nos observations et de nos recherches. Nous n'avons pas la prétention de présenter ici un travail entièrement original ; en réunissant tout ce que nous avons trouvé dans les auteurs, et en le comparant, quand nous le pouvions, à ce que nous avions vu nous-même, nous nous sommes efforcé de faire une histoire aussi complète que possible du rhumatisme aigu dans l'enfance, et nous nous sommes attaché particulièrement aux manifestations viscérales de la maladie qui ont été rencontrées chez de jeunes sujets. Bien que ces affections aient déjà été l'objet de diverses publications (et nous ne citerons ici que les travaux de M. Roger, si remplis de faits intéressants et auxquels nous avons largement puisé), cependant nous croyons que ce sujet n'a pas encore été présenté dans son ensemble d'une façon complète ; si ce travail, tout imparfait qu'il soit, peut contribuer en quelque chose à combler cette lacune, nous aurons atteint le but de nos désirs, et c'est la seule originalité à laquelle nous prétendions.

Nous ne parlerons ici que de la forme aiguë du rhumatisme ; bien que la forme chronique et particulièrement le rhumatisme noueux ne soient pas extrêmement rares chez les enfants, surtout chez les filles, que plusieurs auteurs, en particulier Fuller, Garrod et M. Bouchut, en aient cité des exemples, et qu'un cas s'en soit présenté cette année dans le service de M. Roger, chez un petit garçon de 7 ans, nous croyons que ce sujet donnerait lieu à peu de considérations intéressantes et ne ferait qu'allonger inutilement notre travail. Après quelques mots d'historique et de bibliographie, nous aborderons la question de la fréquence du rhumatisme dans l'enfance, puis nous exposerons la symptomatologie et la marche de cette affection, lorsqu'elle ne s'attaque qu'aux articulations; nous passerons ensuite aux nombreuses manifestations extra-articulaires qu'elle peut présenter dans le jeune âge; à propos de l'étiologie, nous traiterons la question du rhumatisme dit scarlatineux, et nous terminerons par le diagnostic, le pronostic et le traitement, et par l'exposé de quelques conclusions. Nous n'avons pas cru devoir consacrer de chapitre spécial aux lésions organiques rencontrées chez les enfants morts à la suite d'affections rhumatismales ; l'anatomie pathologique n'a joué jusqu'ici qu'un petit rôle dans l'histoire du rhumatisme, et nous n'aurions que peu de chose à dire sur ce point qui soit spécial à l'enfance, nous nous contenterons de rapporter chemin faisant le résultat de quelques autopsies; ce n'est qu'à propos des affections nerveuses rhumatismales que nous aborderons la question d'un peu plus près.

Nous insérerons dans ce travail un grand nombre des observations inédites dont nous nous sommes servi ; quant aux faits déjà publiés ailleurs, nous ne reproduirons que ceux qui présentent un intérêt tout spécial et quelques-uns de ceux que nous avons trouvés dans des ouvrages étrangers ou peu répandus.

Nous ne terminerons pas cette introduction sans adresser tous nos remercîments à nos excellents amis et collègues, Rendu, Labadie-Lagrave, Edouard Martin, Ducastel, Cartaz, Ziembicki, Oyon et Blain, ainsi qu'à M. le Dr Revilliod, de Genève, pour les observations qu'ils ont bien voulu nous communiquer.

CHAPITRE PREMIER.

HISTORIQUE ET BIBLIOGRAPHIE.

L'historique de notre sujet ne demande pas de grands développements, les auteurs anciens ne paraissent pas s'en être occupé, et beaucoup d'écrivains même assez modernes, qui ont écrit sur la pathologie de l'enfance, ont entièrement passé sous silence le rhumatisme, ou l'ont à peine mentionné ; c'est ainsi que nous n'avons rien pu trouver qui s'y rapportât dans le traité des maladies des enfants d'Underwood, traduit de l'anglais en 1786, ni dans celui de Nils Rosen de Rosenstein, traduit du suédois en 1792 ; il en est de même des traités de Gardien, de Billard et de celui plus récent de Churchill (1). Berton (2) se contente à peu près de signaler le rhumatisme comme très-rare chez les jeunes sujets, Barrier (3) mentionne cette affection comme pouvant se montrer quelquefois dans l'enfance, mais la juge indigne d'un article spécial ; MM. Rilliet et Barthez ont été plus complets, et consacrent, dans leur excellent ouvrage, un chapitre d'une dizaine de pages au rhumatisme (4) ; West dit quelques mots sur le même sujet à propos des maladies du cœur chez les enfants (5) ; enfin, nous avons trouvé de courts articles sur le rhumatisme dans les

(1) Churchill, Diseases of the children, 3e édit. London, 1870.
(2) Berton, Traité des mal. des enf. Paris, 1837, p. 21 et 341.
(3) Barrier, Traité pratique des mal. de l'enfance. Paris. 1860.
(4) Rilliet et Barthez, Traité des mal. des enf., Paris, 1861, t. II, p. 114.
(5) West, Lectures on the diseases of infancy and Childhood, 5e édit. London, 1865, p. 508.

traités de pathologie infantile de MM. Bouchut (1),
Ellis (2), Vogel (3), Meigs et Pepper (4) et Joh. Steiner (5).

Quant aux auteurs qui ont écrit sur le rhumatisme
en général, ils se sont peu occupés de l'histoire de cette
maladie dans l'enfance; nous avons cependant recueilli
quelques observations et quelques documents dans
les traités de M. Bouillaud (6) et de Fuller (7).

Nous ne connaissons que trois monographies relatives à notre sujet, ce sont par ordre de dates, la thèse
de M. Claisse (8), travail consciencieux fondé sur dix-
huit observations prises à l'hôpital des Enfants, puis
la thèse de M. Bouquerel (9) qui renferme aussi
quelques faits intéressants, enfin un mémoire de
M. Roger (10), publié dans les Archives générales de
médecine, sous forme d'une série d'articles consacrés
à la chorée, au rhumatisme et aux maladies du cœur
chez les enfants; le principal but de l'auteur est d'y
montrer, par de nombreuses observations, les rapports
qui unissent entre elles ces diverses affections.

Citons encore une leçon de Guersant père (11), une
autre de M. Bouchut (12), et une discussion de la Société

<hr>

(1) Bouchut, Traité des mal. des enf., 5e édit., 1867, p. 944.
(2) Ellis, A practical manual of the diseases of children. London, 1869,
p. 26.
(3) Vogel, Traité des mal. de l'enfance, traduct. franç., 1872, p. 330.
(4) Meigs and Pepper, A pract. treat. of the diseases of children, 4e édit.,
Philadelphia, 1870, p. 591.
5) Joh. Steiner, Compend. der Kinderhrankheiten. Leipsig, 1872, p. 372.
(6) Bouillaud, Du rhumat. artic. Paris, 1840.
(7) Fuller, On rheumatism., etc., 3e édit. London, 1870.
(8) Claisse, Du rhumat. articul. aigu chez les enf. Th. Paris, 1864.
(9) Bouquerel, quelques réflex. sur cert. formes du rhumat. dans l'enf.,Th.
Paris, 1866.
(10) Roger, Arch. de méd., 1866, 1867 et 1868.
(11) Guersant père, Gaz. des hôp., 1841.
(12) Bouchut, Union médicale, 1865.

médicale de Londres (1) sur le rhumatisme des enfants
et dans laquelle nous avons trouvé d'utiles documents.
Quelques ouvrages consacrés à des points spéciaux
nous ont aussi été d'un grand secours, nous ne mentionnerons ici que la thèse de M. René Blache sur les
affections cardiaques chez les jeunes sujets, et les travaux du professeur G. Sée et de M. Botrel, sur la chorée rhumatismale ; si nous y joignons diverses observations disséminées dans les thèses et les journaux,
nous croyons avoir à peu près épuisé la bibliographie
de notre sujet.

CHAPITRE II.

FRÉQUENCE.

L'enfance n'est pas l'âge du rhumatisme, la plupart
des auteurs s'accordent à ne signaler cette maladie
comme fréquente, qu'à partir de la quinzième année ;
Chomel (2) rapporte que sur 73 cas de rhumatisme aigu, il n'en a vu que 2 chez des enfants,
l'un de 8, l'autre de 9 ans ; Ferrus (3) considère comme
un fait rare l'apparition des douleurs articulaires
avant la puberté, il en cite un exemple observé chez
une petite fille de 7 ans, par M. Bouillaud ; ce dernier,
tout en admettant que la maladie sévit particulièrement chez les individus de 12 à 40 ans, déclare cependant qu'elle n'épargne pas tant s'en faut les sujets d'un

(1) Séance du 28 janv. 1854, in Lancet, 1854, t. I, p. 138.
(2) Chomel, Leçons de clinique médicale, t. II, p. 135.
(3) Ferrus, Dict. en 30, article Rhumatisme.

âge moins avancé ; pour lui, aucun âge n'est absolument à l'abri du rhumatisme articulaire. Les auteurs qui ont écrit sur la pathologie de l'enfance, signalent en effet maintenant le rhumatisme comme pouvant exister chez les jeunes sujets, et quandon voit le grand nombre de faits que M. Roger a pu réunir dans le mémoire que nous indiquions tout à l'heure, on doit admettre que les enfants sont plus exposés à cette maladie qu'on ne le pense généralement. Cet observateur distingué estime qu'il en voit en moyenne une douzaine de cas par année dans son service, qui compte 62 lits, et nous avons pu, pour notre part, en réunir 39 à l'hôpital des Enfants, en moins d'une année. M. Sée a trouvé sur les relevés des malades soignés dans le même établissement, en quatre ans, au nombre de 11,500, 109 cas de rhumatisme. Il est même probable que l'on observerait dans les hôpitaux d'enfants, un nombre plus grand encore de rhumatisants, si la maladie n'était souvent assez bénigne chez les jeunes sujets pour que leurs parents les gardent à la maison.

Fuller paraît considérer le rhumatisme comme très-fréquent dans l'enfance (*most common in early life*), il l'est peut-être plus en Angleterre qu'à Paris ; M. le Dr Archambault nous a dit avoir vu un grand nombre de cas de cette affection en visitant les hôpitaux d'enfants de Londres.

Si le jeune âge ne préserve pas du rhumatisme, nous devons ajouter cependant qu'il est rare que cette maladie se montre avant la cinquième année, et les cas qu'on en a cité chez de très-jeunes sujets doivent être considérés comme des exceptions, nous en avons trouvé néanmoins quelques exemples rapportés par divers auteurs. Heberden a vu le rhumatisme chez un enfant de 4 ans, Fuller a soigné un petit malade de vingt mois, qui présentait plusieurs articulations rouges et tuméfiées par le rhumatisme, et il parle d'un autre enfant qui eut une première attaque de cette affection à 2 ans et 9 mois ; le Dr Richardson (1) sur une statistique de 678,815 décès consignés sur le registre général de la mortalité à Londres, trouve 1,004 morts dues au rhumatisme, dont 16 chez des enfants au-dessous de la cinquième année et 226 chez des sujets entre 5 et 20 ans. Meigs et Pepper ont vu un cas de cette affection dans la seconde année, et Vogel a traité un enfant d'un an et neuf mois pour un rhumatisme aigu bien caractérisé et qui fut suivi d'une endocardite mortelle. Le Dr Stæger de Windau, cité par MM. Rilliet et Barthez, aurait même observé un fait incontestable de rhumatisme chez un enfant de 7 mois.

Nous pourrions rapporter encore quelques cas analogues, mais ils n'en constituent pas moins des faits exceptionnels. Scudamore disait que le rhumatisme ne s'observe jamais avant l'âge de 10 ans, cela est certainement une exagération, mais MM. Rilliet et Barthez n'ont jamais rencontré cette maladie au-dessous de 4 ans, les malades les plus jeunes, mentionnés par M. Claisse, avaient 5 ans, et nous ne trouvons dans nos observations inédites qu'un seul rhumatisant au-dessous de 7 ans ; aussi croyons-nous avec M. Roger que ce n'est qu'à partir de 8 à 10 ans que les cas deviennent nombreux. Nous ne parlons pas des faits rapportés par M. Teilhard-la-Té-

(1) Lancet. 1854, t. I, p. 138.

risse (1) qui paraît croire que le rhumatisme articulaire
se montre assez fréquemment chez les nouveau-nés,
les cas qu'il en donne paraissent appartenir bien
plutôt à l'arthrite purulente puerpérale qu'à l'affection
qui nous occupe. Nous nous contenterons aussi de
mentionner l'opinion d'Eisenmann (2) ; pour cet auteur, toutes les affections survenues sous l'influence
du froid étant rhumatismales, les catarrhes des mu-
queuses rentrent dans le rhumatisme, et il considère
que sous cette forme, la maladie est d'autant plus
fréquente chez les enfants qu'elle l'est moins sous la
forme articulaire ; nous avouons ne rien comprendre
au rhumatisme entendu de cette façon.

CHAPITRE III.

SYMPTÔMES, MARCHE, DURÉE, TERMINAISONS DU RHUMATISME ARTICULAIRE.

Les symptômes et la marche du rhumatisme articulaire aigu chez les enfants ne présentent aucune
différence essentielle avec ce qu'ils sont chez les
adultes ; la maladie débute tantôt par les symptômes
généraux, tantôt par l'arthralgie ; les douleurs envahissent successivement plusieurs articulations et
s'accompagnent de gonflement, quelquefois de rougeur, puis elles disparaissent au bout d'un temps
variable qui atteint rarement un mois, à moins qu'une

(1) Thèses de Paris, 1833.
(2) Eisenmann, Die Pathol. und. Therap. der Rheumatosen in genere.
Wurzburg, 1860, p. 18.

nouvelle poussée, une rechute, ne vienne prolonger
la durée de la maladie ; mais si ces symptômes sont
les mêmes à tous les âges, il est certain que chez les
enfants ils se présentent en général avec une bénignité
assez grande; on ne voit guère chez eux ces douleurs
si violentes, cette fièvre ardente et rarement ces sueurs
profuses qui s'observent trop souvent chez les adultes;
les auteurs s'accordent à reconnaître cette atténuation
des symptômes du rhumatisme lorsqu'il s'attaque à
de jeunes sujets, M. Roger observe que la maladie a
moins de tendance alors à se généraliser que chez les
individus plus âgés, et chez les enfants, dit-il, la forme
subaiguë du rhumatisme est la plus commune ; nous
avons pu nous convaincre nous même de la justesse
de cette remarque.

Le début de la maladie paraît quelquefois coïncider
avec l'apparition des fluxions articulaires, d'autres
fois, elles sont précédées de prodromes plus ou moins
longs, ce sont alors le plus souvent des douleurs musculaires, de la courbature générale, parfois de la
céphalalgie, un peu d'angine, et ces phénomènes peuvent persister ainsi plus d'une semaine; dans un cas
même ils paraissent s'être prolongés pendant près
d'un mois (obs. 3), mais ils sont dans la plupart des
cas d'une durée beaucoup plus courte.

La maladie une fois constituée, elle s'accompagne
d'une fièvre généralement assez modérée ; M. Roger (1) rapporte que dans deux cas de rhumatisme
aigu dans lesquels plusieurs articulations étaient
prises, la chaleur axillaire ne dépassa pas 38°; nous
trouvons dans nos observations quelques notes de

(1) Roger, De la chal. animale, Arch. de méd., 1844.

température plus élevée, mais il y avait alors une manifestation de la maladie du côté du cœur ou de quelque autre organe. Cette fièvre dure peu dans les cas simples, quelquefois seulement six à sept jours, et cesse en général avant les douleurs ; si elle se prolonge, il est probable qu'il est survenu quelque complication ; elle peut s'accompagner d'embarras gastrique, très-rarement de diarrhée ; dans deux cas, il y eut des épistaxis répétées pendant les premiers jours de la maladie (obs. 4 et 8).

Nous n'avons guère vu, chez nos petits malades, le rhumatisme s'accompagner de sueurs abondantes, l'exhalation cutanée a généralement été chez eux modérée et ne s'est jamais accompagnée d'éruptions sudorales. MM. Rilliet et Barthez ne mentionnent pas non plus les sueurs. M. Claisse, au contraire, dit avoir trouvé une transpiration profuse dans la majorité des cas et deux fois elle s'accompagnait d'une éruption cutanée.

Le délire n'est noté que dans un petit nombre d'observations et nous ne l'avons pas vu chez nos malades. M. Roger signale ce fait remarquable que les convulsions qui accompagnent si souvent l'état fébrile suraigu chez les jeunes sujets, quelle que soit l'affection dont ils sont atteints, ne se montrent pas dans certains cas où le rhumatisme débute avec une véhémence extraordinaire. Trousseau disait aussi que cette maladie n'éveille pas volontiers les sympathies cérébrales ; aussi lorsque le délire et les convulsions viennent à se manifester, doit-on immédiatement craindre le rhumatisme cérébral, complication qui, comme nous le verrons, n'est pas extrêmement rare chez les enfants ; les accidents nerveux apparaissent

quelquefois alors sans que la maladie ait revêtu jus-
que-là une grande intensité fébrile.

Quant aux douleurs articulaires, elles nous ont paru
débuter le plus souvent par les membres inférieurs,
les cous-de-pied, les genoux, quelquefois les hanches;
elles s'y limitent fréquemment, d'autres fois elles
s'étendent aux membres supérieurs, aux jambes, au
cou.

Le rhumatisme des doigts serait suivant M. Claisse
très-commun chez les enfants : cet observateur a
vu les articulations des phalanges envahies par la
maladie dans 10 cas sur 18 ; l'articulation sterno-
claviculaire nous a paru prise une fois (obs. 8). La
douleur est rarement assez intense pour priver entièrement les malades de sommeil. Les jointures malades
gardent souvent leur coloration habituelle, dans un
cas nous avons noté une rougeur très-vive au niveau
d'un des cous-de-pied (obs. 8).

Quant à la tuméfaction, elle est généralement modérée, on observe quelquefois cependant un épanchement assez notable dans les genoux, dans un cas
même qui nous a été communiqué par notre ami
M. Oyon, nous voyons ce symptôme persister quelque temps, malgré une compression énergique, et exi-
ger l'emploi des vésicatoires.

Bien que le rhumatisme se généralise rarement chez
les enfants à un grand nombre d'articulations, il est
également exceptionnel de le voir se limiter à une
seule. Nous ne l'avons jamais vu, et M. Claisse dit
n'en avoir trouvé aucune observation. M. Roger rapporte cependant ce fait d'un garçon de 14 ans, malade
dans le service de M. Bouvier, qui ne souffrait de dou-
eur et de gonflement que dans un seul genou ; ces

symptômes, tout à fait subaigus, ne durèrent que huit jours, ils n'en furent pas moins accompagnés d'une affection cardiaque.

Après un temps variable, mais qui dans les cas exempts de complications est généralement assez court, les douleurs et la tuméfaction articulaire disparaissent et la convalescence commence. MM. Rilliet et Barthez ont vu la maladie terminée au huitième jour et presque toujours avant le quinzième; pour Vogel et Steiner elle dure quinze jours au plus dans les cas simples : cette brièveté est spéciale à l'enfance; chez les adultes la durée d'une attaque rhumatismale est, d'après les calculs de Chomel, de vingt et un jours en moyenne ; chez les malades de M. Claisse au contraire la durée moyenne a été de dix jours et demi, et, en distinguant les cas aigus des cas subaigus, elle a été de sept jours pour les premiers et de treize pour les seconds ; nous avons vu aussi le rhumatisme ne durer que sept jours (obs. 2), mais quelquefois il s'est prolongé pendant plusieurs semaines, soit à cause de complications, soit à cause de rechutes qui, sans revêtir l'intensité de l'attaque primitive, n'en venaient pas moins retarder la convalescence. Celle-ci une fois établie, le malade reste, surtout si les douleurs ont persisté quelque temps, dans un état d'assez grande faiblesse qui est due principalement à cet état anémique qui accompagne si fréquemment les affections rhumatismales. Dans un des cas que nous avons observés et dans lequel la maladie avait, il est vrai, envahi le cœur sous forme d'endopéricardite, cette débilité était extrême, une eschare s'était même formée au sacrum, la guérison n'en eut pas moins lieu.

Nous rapportons ici l'observation de deux de nos

malades, chez lesquels le rhumatisme se présenta
sous sa forme la plus simple et suivit sa marche habituelle.

OBSERVATION I.

Rhumatisme articulaire subaigu, deux rechutes, guérison.

R...., âgé de 13 ans et demi, entre le 25 août 1872 à l'hôpital des
Enfants, salle Saint-Jean, no 10, dans le service de M. Labric. Il n'a
jamais présenté jusqu'ici de signes de rhumatisme ; son père a
souffert de douleurs, sa mère est morte d'une affection thoracique ;
il habite un appartement non humide au premier ; il souffre depuis
cinq jours de douleurs dans les cous-de-pied, les genoux et les
coudes, ces symptômes ne s'accompagnent que d'une réaction fébrile presque insignifiante, 76 pulsations ; les battements du cœur
sont un peu sourds, mais pas de bruit anormal. (Baume tranquille
sur les articulations, opium 0,05, gomme sucrée avec nitre 2 gr.,
huile de ricin 15 gr.) Les symptômes s'amendent très-rapidement,
les douleurs sont fort diminuées le 2 mai, et le malade ne tarde
pas à se lever ; mais, au bout de quelques jours, les douleurs reparaissent, et cette fois surtout dans les épaules. M. Archambault
momentanément chargé du service, prescrit 1 g. de sulfate de quinine en 20 pilules.

Le 16 mai, pas de fièvre, toujours de la douleur dans les épaules.

Le 20, le malade se plaint de souffrir aussi dans les coudes et la
région du dos ; pas de fièvre, le cœur est indemne. On continue le
sulfate de quinine.

Le 21. Les douleurs sont diminuées.

Le 23. Elles ont presque disparu. On supprime le sulfate de quinine.

Le 6 juin. L'enfant ne souffre plus nulle part.

Le 13. Il est repris de quelques douleurs qui paraissent principalement dans les muscles des mollets ; il se plaint de la nuque.

Le 17. Les douleurs des jambes ont diminué ; celle de la nuque
persiste.

Le 25. Plus de douleurs nulle part ; l'enfant quitte l'hôpital le
27 juin.

On peut voir dans cette observation que la convalescence de notre petit malade a été retardée par deux
rechutes ; dans la seconde, les douleurs paraissaient
être surtout musculaires. Étaient-elles rhumatismales? Nous avons observé des accidents semblables

chez des enfants convalescents de diverses affections aiguës, lorsqu'ils commencèrent à se lever.

OBSERVATION II.
Rhumatisme subaigu, guérison en sept jours.

D....., âgé de 14 ans, entre le 2 septembre 1872 à l'hôpital des Enfants, salle Saint-Jean, no 12, dans le service de M. Labric, remplacé par M. Archambault; cet enfant habituellement pâle, et né d'un père sujet aux douleurs, a déjà subi deux atteintes de rhumatisme : la première à 11 ans, il resta malade deux mois et demi; à 12 ans, il fut repris de douleurs dans les membres inférieurs et en souffrit pendant deux mois; il est actuellement malade depuis cinq jours, il se plaint des genoux, des cous-de-pied et des hanches; les douleurs ont débuté du côté droit, elles ne paraissent pas très-vives, et s'accompagnent de peu de gonflement. Rien dans les membres supérieurs; fièvre légère, sueurs très-abondantes, appétit conservé; rien au cœur. — Ouate, baume tranquille.

Le 3. L'enfant va déjà mieux, pouls 92. (Sulfate de quinine 1 gr. en 20 pilules, une toutes les heures). Le soir, pouls 64. L'amélioration continue, et le 5 sept. l'enfant n'éprouve plus aucune douleur, les jointures ne sont plus tuméfiées; toujours rien au cœur; le 8 le malade se lève, il ressent un peu de raideur dans les jambes, il quitte l'hôpital le 15 sans qu'aucune trace de sa maladie ait reparu.

Dans ce cas le rhumatisme a été remarquable par son peu d'intensité et sa courte durée.

Dans l'observation suivante, au contraire, la maladie se manifeste par des symptômes violents analogues à ceux observés chez les adultes, et elle se complique d'une légère endocardite.

OBSERVATION III.
Communiquée par M. Rendu, interne des hôpitaux.

B..., âgée de 14 ans et demi, entre le 14 février 1872 à l'hôpital des Enfants, salle Sainte-Geneviève, n° 7, dans le service de M. le Dr Roger. Ses parents ne sont pas sujets au rhumatisme, elle-même n'en a pas souffert jusqu'ici. Sa maladie paraît avoir débuté il y a un mois par un refroidissement, elle était restée mouillée pendant deux heures de suite; depuis ce moment, elle éprouva des douleurs vagues, des maux de tête, et eut une angine ; elle souffre actuellement, depuis cinq jours, de douleurs articulaires très-vives ; toutes les articulations des membres sont envahies par le rhumatisme, les poignets et les jointures des doigts sont tuméfiés, la face est pâle, bouffie, le corps est baigné d'une sueur profuse d'une odeur âcre ; les battements du cœur sont lents, forts et réguliers, ils présentent un léger souffle systolique à la pointe, la matité précordiale est assez étendue. — Sirop diacode ; laudanum et ouate; teinture d'iode sur la région du cœur.

Le 15. Les douleurs ont diminué, les épaules sont encore prises; les poignets et les doigts sont dégonflés. (Teinture de colchique, 15 gouttes.) Le soir, les mains sont tout à fait indolentes ; les épaules et surtout les hanches sont encore douloureuses ; le souffle du cœur n'est pas modifié et, de plus, les battements de cet organe sont inégaux et irréguliers ; la malade se plaint de quelques coliques, dues peut-être à la teinture de colchique.

Le 16. L'amélioration est très-notable, les épaules sont encore sensibles, les intermittences du pouls sont très-prononcées. — Huile de ricin 10 gr., la colchique est supprimée.

Le 19. La malade ne souffre plus et se lève ; le pouls est encore intermittent.

Le 26. Survient une nouvelle poussée subaiguë de douleurs aux membres inférieurs ; ces accidents disparaissent le lendemain. La malade quitte l'hôpital le 5 mars, elle conserve encore quelques irrégularités dans les battements du cœur, le bruit de souffle est à peine appréciable.

L'observation qui suit est intéressante par la localisation de la maladie dans les articulations des vertèbres cervicales :

OBSERVATION IV.

Communiquée par M. Cartaz, interne des hôpitaux.

Rhumatisme articulaire limité aux articulations cervicales, endocardite.

G...., âgée de 15 ans, couturière, entre le **26** juillet 1869 à l'hôpital de la Croix-Rousse, à Lyon, salle Sainte-Blandine, n° 18, dans le service de M. le Dr Boucaud ; elle est d'un tempérament lymphatique et a toujours été d'une santé faible, elle est régulièrement menstruée depuis deux ans ; on n'est pas rhumatisant dans sa famille ; elle a eu à plusieurs reprises le genou raide et un peu douloureux, mais n'a pas souffert autrement jusqu'ici du rhumatisme. Il y a cinq semaines, elle a été prise de raideur du cou, les mouvements étaient difficiles, légèrement douloureux ; peu à peu ces symptômes s'accentuèrent davantage : la malade eut une épistaxis, elle entre à l'hôpital dans l'état suivant : impossibilité des mouvements de flexion et de rotation de la tête sur le cou ; si l'on cherche à forcer ces mouvements, on provoque une vive douleur. Quand la malade se dresse, c'est d'une seule pièce, la tête paraît soudée au tronc ; la pression sur les apophyses des vertèbres cervicales et sur les parties latérales du cou est douloureuse ; la jeune fille ressent quelques palpitations au cœur, et en auscultant cet organe on entend un bruit de souffle intense au premier temps avec maximum à la pointe ; les poumons paraissent sains, le visage est coloré, les yeux larmoyants, la langue pâteuse, anorexie, céphalalgie.

27 juillet. La nuit a été bonne, pouls 126. (Un vésicatoire à la nuque et un autre sur la région du cœur, tisane de pariétaire, 2 gr. d'acétate de potasse, sulfate de quinine 1 gr. en potion ; 15 gouttes roses de Magendie.) Le soir la malade est assez calme. pouls 120.

28. Nuit calme ; pouls 124 le matin, 104 le soir.

Le 29. Pouls 120, les douleurs cervicales sont un peu moins vives, le bruit de souffle est moins intense. — Potion avec infusion de digitale et sirop diacode ; on supprime le sulfate de quinine.

2 août. Les articulations du cou sont moins raides.

Le 6. Les mouvements de latéralité sont possibles à droite, mais très-douloureux à gauche.

Le 11. La malade, qui avait été autorisée à se lever et était même sortie dans la cour de l'hôpital, est reprise de fièvre.

Le 12 au matin, pouls 120 ; le souffle cardiaque est toujours très-intense et s'entend nettement en arrière.—Un vésicatoire à la région du cœur.

Le 13. La malade ressent quelques douleurs dans les membres ; pouls 112.

Le 14. Le cou est bien moins douloureux, mais il y a toujours un peu de fièvre.

Le 20. Les maux de tête sont assez forts, les articulations cervicales sont de nouveau raides et douloureuses, un peu de fièvre, la malade paraît s'être encore refroidie dans la cour de l'hôpital ; les accidents s'amendent de nouveau et elle quitte l'hôpital.

La *terminaison* régulière du rhumatisme, lorsqu'il reste borné aux articulations, est la guérison ; la mort est presque toujours le fait d'une complication, mais l'enfant, pour être guéri, n'est pas pour cela à l'abri d'une récidive de la maladie ; chez plusieurs de nos

malades, l'attaque rhumatismale que nous obser-
vions n'était pas la première, l'enfant de l'observation 2 en était à sa troisième, et M. Claisse parle d'une
petite fille de 13 ans, qui en était à sa quatrième ; il
rapporte aussi l'histoire d'un garçon de 11 ans qui
avait été atteint, pour la première fois, de rhumatisme
à l'âge de 5 ans et qui, depuis presque toutes les années, était repris de douleurs au commencement de
l'hiver. Enfin, trop souvent, comme nous allons le
voir, le rhumatisme a atteint le cœur et y laisse des
traces indélébiles, ou bien la diathèse, se présentant
sous une forme nouvelle, se manifeste par des convulsions choréiques.

Nous avons dit que le rhumatisme, limité à ses manifestations articulaires, se terminait presque toujours par la guérison ; dans l'observation suivante
cependant, nous voyons la maladie, après s'être
promenée sur quelques jointures, venir se fixer sur
l'articulation du coude et s'y établir d'une manière
assez persistante.

OBSERVATION V.

Communiquée par M. Edouard Martin, interne des hôpitaux.

Rhumatisme articulaire, se localisant au coude droit.

C... (Marie), âgée de 13 ans et demi, entre le 21 janvier 1872, à
l'hôpital Sainte-Eugénie, salle Sainte-Eugénie n° 29, dans le service de M. le Dr Marjolin ; cette enfant, née de parents bien por-
tants, est grande et forte, elle n'est pas encore réglée, elle habitait
un logement sain. Elle est batteuse d'or, et, dans l'exercice de sa
profession, elle se sert presque uniquement de son bras droit. Il y
a trois semaines, à la suite d'un refroidissement, elle ressentit des
douleurs dans les articulations tibio-tarsiennes et les genoux, elle
eut en même temps un peu de fièvre et dut garder le lit, elle observa pendant quelques jours un léger gonflement du genou droit ;
il y a quinze jours les douleurs se localisèrent dans le coude droit,
devinrent plus vives, la fièvre augmenta, et, il y a huit jours, un

médecin fit appliquer 12 sangsues autour de l'articulation malade; l'enfant avait perdu le sommeil et l'appétit; au moment où elle entre à l'hôpital ces symptômes se sont amendés; depuis quatre ours, on constate au niveau de l'articulation huméro-cubitale une douleur très-vive, qui est exaspérée par la pression et surtout par le moindre mouvement; le coude est rouge et très-gonflé, et la tuméfaction s'étend au bras, à l'avant-bras et jusqu'à la main.—Cataplasme laudanisé ; plan incliné; potion calmante.

23 janvier. Le gonflement est toujours considérable autour de l'articulation du coude ; mais la douleur est bien localisée dans celle-ci. Temp. 38,2; pouls 100. Pas de bruit anormal au cœur.

Le 24. La malade a peu dormi, la douleur persiste, le gonflement est diminué. Temp. 39; pouls 96. Les jours suivants, la fièvre et la douleur diminuent.

Le 29. Le gonflement est presque disparu et la douleur n'est vive que lorsqu'on imprime des mouvements à l'articulation.

5 février. Il n'y a plus de fièvre et la malade commence à re-remuer son bras.

Le 15. On imprime quelques mouvements au coude qui est tout à fait dégonflé et peu douloureux, mais très-raide : l'avant-bras est dans la demi-flexion, on ne peut ni l'étendre ni le fléchir complétement. La mobilité se rétablit peu à peu, et le 25 février l'enfant est envoyée en convalescence à Épinay.

Elle revient se présenter, au mois d'avril, à la consultation de l'hôpital Sainte-Eugénie, où l'on constate une diminution dans la raideur du coude, l'extension complète de l'avant-bras n'est cependant pas encore possible ; on imprime à diverses reprises des mouvements à l'articulation et la mobilité du coude paraît presque entièrement rétablie au mois de juillet.

Nous croyons un fait semblable assez rare dans l'enfance, M. Roger (1) rapporte cependant l'histoire d'un jeune garçon chez lequel un rhumatisme, survenu à la suite d'une scarlatine, récidiva plusieurs fois, se compliqua d'une chorée et d'une affection cardiaque et se fixa dans les articulations tibio-tarsiennes et dans celles des doigts où il prit les allures du rhumatisme chronique et amena des déformations fusiformes des phalanges (V. aussi notre obs. 35).

Le rhumatisme articulaire, en dehors des cas où il naît

(1) Arch. de méd., 1868, obs. 76.

sous l'influence de la scarlatine, peut-il se terminer par la suppuration? Les auteurs se sont divisés sur cette question. Joh. Steiner déclare cette terminaison très-rare chez les jeunes sujets, il l'a cependant rencontrée deux fois ; il ne s'en est pas présenté de cas cette année à l'hôpital des Enfants, mais nous trouvons, dans la thèse de M. Claisse, un exemple incontestable de coxalgie suppurée consécutive à un rhumatisme ; nous croyons devoir reproduire ici cette observation à cause de la rareté du fait.

Observation VI.

Claisse, thèse de Paris, 1864, p. 25.

Communiquée par M. Gouraud.

G..... (Hortense), âgée de 12 ans, entre à l'hôpital des Enfants salle Sainte-Catherine, n° 3, le 17 février 1863 ; elle est d'une bonne constitution et n'a pas eu de maladies antérieures. Il y a huit jours, à la suite d'un refroidissement très-vif, elle fut prise de douleurs au pied et à l'épaule gauche. A son entrée, le coude gauche et l'articulation de la hanche droite sont très-douloureux, le coude est en outre rouge et très-tuméfié. (Sulf. de quin. 0,40.) Du 18 au 21, les doigts de la main gauche et le genou droit se prennent ; mais la fièvre, d'abord très-vive, a déjà diminué ; les sueurs, qui ont été très-copieuses, ont amené dans le dos une éruption abondante. Le 23, on constate une pleurésie droite ; il n'y a jamais eu de complication cardiaque. Du 24 février au 4 mars, l'articulation coxo-fémorale gauche se prend aussi ; puis tous les symptômes articulaires, déjà disparus dans quelques points, disparaissent partout, excepté à l'articulation coxo-fémorale droite. Le 24 mars, la malade passe en chirurgie ; on constatait alors une tuméfaction considérable et un peu de fluctuation en avant de l'articulation ; la flexion et la rotation de la cuisse, l'enfant étant chloroformée, font sentir des craquements articulaires manifestes. Le 1er avril, ouverture de l'abcès ; à cause d'un décollement de la peau, l'incision ayant dû être très-grande, on peut y introduire le doigt et sentir que ce foyer communique avec la cavité articulaire. Le 17, ouverture d'une nouvelle collection de pus un peu au-dessus de la première et communiquant aussi avec l'article. Le 21, rougeole. Le 23, érysipèle. Mort le 24. A l'autopsie, on trouve que les cartilages, la synoviale et la capsule articulaire sont détruits ; la tête du fémur et quelques points de la cavité cotyloïde sont nécrosés; l'articulation est pleine de pus. Rien à noter aux poumons au cœur et ailleurs.

Dans une autre observation (obs. 25), nous verrons qu'à l'autopsie d'un enfant qui succomba à une méningite rhumatismale, on trouva dans le genou droit une matière purulente tenace et épaisse.

CHAPITRE IV.

MANIFESTATIONS EXTRA-ARTICULAIRES.

Nous aurions pu, pour nous conformer à l'usage, intituler ce chapitre *complications*, mais la plupart des affections qui vont en faire le sujet ne sont pas plus des complications du rhumatisme des articulations que le rhumatisme de l'épaule, par exemple, n'est une complication du rhumatisme du genou ; les affections rhumatismales du cœur ou de la plèvre en particulier, doivent être considérées, au point de vue nosologique, bien plutôt comme une extension de la maladie à une nouvelle séreuse que comme un fait étranger à sa marche régulière ; et ceci devient évident lorsqu'on étudie la maladie chez les enfants ; nous voyons alors le centre circulatoire se prendre si fréquemment, la maladie même dans les cas qui paraissent les plus légers se jeter sur l'endocarde et le péricarde avec tant de facilité, que M. Bouillaud a pu dire : « Chez les jeunes sujets le cœur se comporte comme une articulation. » Le système nerveux n'est guère plus à l'abri chez eux des atteintes de la diathèse ; « chez l'enfant, écrivait-on (1) dernièrement, dont l'individualité morbide est en-

(1) C. Caubet, Des aff. ulcéreuses du cœur, Thèse de Paris, 1872, p. 95.

core indécise, qui n'a d'autre caractéristique évidente qu'une grande susceptibilité du système nerveux, le rhumatisme se localise moins décidément aux articulations, il frappe le cœur, la plèvre, mais souvent aussi les centres nerveux et leurs enveloppes, d'où la chorée, la méningite cérébro-spinale. »

Nous allons donc traiter des diverses manifestations du rhumatisme viscéral qui se présentent dans l'enfance, et nous verrons que cette étude comprendra la plupart de celles qui ont été signalées chez les adultes, et une au moins, la chorée, qui appartient plus spécialement au jeune âge. Commençons par les affections cardiaques qui sont les plus communes.

§ 1. *Affections cardiaques.*

« L'âge peu avancé des ſsujets rhumatisants paraît être une condition singulièrement favorable aux localisations cardiaques. S'il est exact de dire que les enfants sont beaucoup plus rarement atteints de rhumatisme que les adolescents et les adultes, il faut ajouter par contre que lorsqu'ils le sont ils présentent une aptitude aux lésions du cœur beaucoup plus prononcée qu'à tout autre âge ; cette remarque a été faite par tous les observateurs voués à l'étude des maladies de l'enfance » (1).

Ces lignes expriment une fois de plus la vérité que nous signalions tout à l'heure et que tout vient confirmer. En ne prenant que les observations inédites qui nous ont servi pour ce travail, sur quarante-sept cas de rhumatisme chez des sujets au-dessous de 16 ans,

(1) Maurice Raynaud, Nouv. dict. ſe méd. et chir. prat., art. Cœur t. VIII, p. 366.

nous n'en trouvons que dix dans lesquels le cœur ai
paru tout à fait indemne ; chez les dix-huit malades de
M. Claisse la complication cardiaque ne manqua que
quatre fois. On serait presque tenté de dire que les
affections du cœur sont la règle dans le rhumatisme
de l'enfance, et leur absence l'exception.

Un fait aussi général n'a pu échapper aux observateurs. Vieusseux, Davis et Wells ont déjà rapporté
des cas positifs d'inflammation aiguë et chronique du
péricarde à la suite ou pendant le cours d'un rhumatisme chez des sujets de 9 à 15 ans ; plus tard, Baude-
locque (1), en 1833, sur quatre malades atteints de rhumatisme suraigu , en trouvait trois atteints de péricardite, et M. Bouillaud, outre ces faits, en publiait
quelques autres relatifs également à des enfants, dans
son Traité des maladies du cœur. Dès ce moment, les
observations se multiplient. MM. Rilliet et Barthez
rapportent que sur huit faits d'endocardite observés
chez de jeunes sujets, ils en ont trouvé sept de cause
rhumatismale, et que quatre fois sur onze ils ont
rencontré la péricardite chez des enfants atteints de
fluxions douloureuses des articulations. West signale
la plus grande aptitude des petits rhumatisants aux
affections cardiaques, et les statistiques de Fuller (2)
viennent confirmer cette opinion ; cet auteur, sur quinze
enfants atteints de rhumatisme aigu , a noté neuf
fois le retentissement de la maladie sur le cœur, et
trois fois dans sept cas de rhumatisme subaigu. D'a-
près ses calculs, la péricardite (sans parler de l'endocardite qui est encore plus commune) s'observe dans

(1) Gazette des hôpitaux, 1834.
(2) Loc. cit., p. 272.

un peu plus du tiers des cas au-dessous de 15 ans (8 cas sur 22), tandis qu'elle ne se présente plus que dans moins d'un cinquième entre 15 et 20 ans (15 cas sur 82), et de moins d'un dixième de 20 à 25 ans (9 cas sur 92) ; à partir de cet âge, la proportion diminue encore plus rapidement. Fuller attribue cette grande fréquence des phlegmasies des séreuses du cœur chez les enfants rhumatisants, à l'irritabilité plus grande de cet organe à leur âge, et il les assimile sous ce rapport aux femmes et aux individus anémiés ou épuisés.

Vogel n'a observé les complications cardiaques chez les jeunes sujets que dans le tiers des cas de rhumatisme, mais Steiner les a trouvées dans les trois cinquièmes, et M. Roger les a rencontrées si souvent dans sa pratique, qu'il écrit qu'on peut considérer la loi de coïncidence du rhumatisme et de ces affections comme fatale dans le jeune âge ; si le petit malade y échappe une première et même une seconde fois, il sera atteint à la troisième attaque, à la quatrième ou plus tard presque sûrement ; il rapporte l'observation (1) d'un enfant dont le cœur avait résisté à trois attaques successives de rhumatisme ; à 14 ans, il est repris de douleurs pour la quatrième fois, et quelques jours après il présentait les signes d'une endocardite qui laissa des traces persistantes.

West a constaté que chez les enfants le cœur est quelquefois affecté même dans les cas les plus légers ; si la loi posée par M. Bouillaud et d'après laquelle les affections cardiaques sont beaucoup plus fréquentes dans les rhumatismes articulaires intenses et très-généralisés, est d'une exactitude incontestable pour

(1 Loc. cit., obs. 22.

les adultes, elle l'est beaucoup moins pour les jeunes sujets; M. Roger rapporte plusieurs faits où elle fut en défaut; nous avons déjà parlé de cet enfant du service de M. Bouvier qui fut pris d'endocardite à la suite d'un rhumatisme mono-articulaire qui ne dura que huit jours; dans deux autres observations de M. Roger, nous voyons encore des souffles valvulaires persistants succéder à des douleurs articulaires si légères que l'un des petits malades ne garda le lit qu'un jour et que l'autre ne fut même pas alité (1); nous verrons plus loin l'histoire d'un enfant qui succomba à une péricardite compliquée d'une pleuro-pneumonie double et qui n'avait présenté comme autres manifestations rhumatismales que des souffrances vagues dans les jambes et une tuméfaction douloureuse des articulations des doigts (obs. 17). M. Claisse a vu d'autre part une petite fille de 5 ans atteinte d'un rhumatisme très-intense et très-généralisé compliqué même d'une pleurésie et chez laquelle le cœur resta indemne; il en était de même dans son observation de rhumatisme suppuré (obs. 6).

Quelquefois l'affection cardiaque précède les douleurs articulaires; ce fait a été observé quelquefois, quoique assez rarement, chez les adultes, West le croit plus fréquent chez les enfants; M. Roger (2) en rapporte deux exemples : une fois ce fut une endopéricardite accompagnée d'une pleurésie double qui précéda de quatre mois le rhumatisme des jointures, chez une petite fille de 12 ans et demi; dans l'autre cas, la même affection survint une année avant toute ma-

(1) Loc. cit., obs. 17, 18 et 19.
(2) Ibid., obs. 23 et 7.

nifestation articulaire; nous n'avons pas observé de faits analogues. Un de nos malades atteint d'endocardite rhumatismale (obs 8), nous raconta cependant avoir ressenti des palpitations de cœur huit jours avant de souffrir des jointures, mais le fait s'étant passé avant que l'enfant fût à l'hôpital, nous n'avons pu en vérifier l'exactitude.

Quelle est la phlegmasie cardiaque qui se présente le plus communément chez les enfants rhumatisants? M. Roger considère que chez eux comme chez les adultes, c'est l'endocardite isolée qui complique le plus souvent le rhumatisme; l'endopéricardite vient en seconde ligne, la péricardite seule s'observe assez rarement; l'endocardite est notée dans presque toutes nos observations de rhumatisme cardiaque, tandis que la péricardite ne s'est montrée que dans la moitié des cas, et même pas toujours d'une façon bien évidente; deux fois seulement elle parut isolée. Nos conclusions seront donc les mêmes que celles de M. Roger; quant à la myocardite, nous n'en avons trouvé que quelques observations dans les auteurs, nous y reviendrons plus loin.

Les symptômes de la *péricardite rhumatismale* ne présentent rien de spécial à noter chez les jeunes sujets; la maladie débute souvent d'une façon latente, l'enfant moins encore que l'adulte attire du côté de son cœur l'attention du médecin, et celui ci n'est même pas toujours averti par une recrudescence dans la fièvre de la présence de la complication. Quelquefois une certaine gêne dans la respiration, une douleur légère au niveau du mamelon gauche sont les seuls signes accusés par le petit malade; dans un cas cependant rapporté par Constant le patient accusait une douleur déchirante à la région du cœur ; MM. Rilliet et Barthez n'ont pas constaté chez leurs malades de souffrances vives et jamais de palpitations. Dans quelques cas la dyspnée peut être assez forte ; quant à la voussure précordiale, elle est souvent très-marquée, ce que M. Roger attribue à la mollesse et à la dilatabilité du thorax dans le jeune âge. Les autres signes physiques de la maladie sont les mêmes que dans l'âge adulte et varient beaucoup en intensité suivant les cas ; nous n'avons noté à aucun moment de bruit de frottement chez un petit malade de notre service chez lequel l'augmentation de la matité précordiale et l'éloignement des bruits du cœur nous autorisaient cependant à soupçonner un épanchement dans le péricarde qui fut suivi d'une endocardite. Les signes physiques de la péricardite, et particulièrement la voussure précordiale qui se développèrent avec une rapidité surprenante, étaient très-accusés chez un autre enfant dont nous rapportons ici l'observation.

OBSERVATION VII.

Communiquée par M. Rendu.

Rhumatisme articulaire aigu, péricardite et endocardite, suivies presque immédiatement d'une affection organique du cœur et des accidents de la cachexie cardiaque.

C..... (Jules), âgé de 7 ans, entre le 3 juin 1872 à l'hôpital des Enfants, salle Saint-Louis, n° 23, dans le service de M. le Dr Roger. Cet enfant, qui habite un rez-de-chaussée, est tombé malade, il y a cinq jours, sans cause appréciable ; il présente actuellement de la fièvre et des douleurs dans les articulations tibio-tarsiennes, dans celles des pieds, dans le poignet droit et le coude, il souffre aussi d'un peu de torticolis du côté gauche et se plaint de la gorge (angine rhumatismale sèche). Rien au cœur.

Le 4 au soir. Le pouls est dur et fort, 115 puls. ; temp. 39,7 ; toutes les articulations sont envahies par le rhumatisme ; la respiration est un peu gênée, les battements du cœur sont très-sourds, difficiles à entendre; en pressant l'oreille sur la région cardiaque, on perçoit un frottement doux, la matité précordiale est considérable, surtout en largeur, on ne sent plus à la palpation les battements du cœur et on peut constater une voussure manifeste.—Teint. d'iode sur la région précordiale, pot. avec teint. de digit. 15 gout.

Le 5. Pouls 104, temp. 38°. La fièvre a beaucoup diminué, la matité précordiale s'étend en hauteur de la sixième côte au premier espace intercostal et en largeur du sternum à la ligne axillaire; on entend un léger frôlement, surtout à la base du cœur. (Teint. colchique et digitale 15 gouttes en deux fois, poudre de Dover 0,30). Le soir, on constate de la bouffissure à la face, un peu de dyspnée et une fièvre très-intense, temp. 40°, le pouls est petit et serré; sueurs abondantes; on n'entend aucun bruit en auscultant le cœur, la matité précordiale est restée la même; rien dans le poumon et la plèvre.

Le 6. Mêmes symptômes; temp. 39° le matin, 40° le soir; la matité précordiale a encore augmenté, elle dépasse le bord droit du sternum et s'étend en bas jusqu'à la septième côte, elle est de 120 millim. verticalement et 105 millim. transversalement; les bruits cardiaques sont sourds et s'accompagnent d'un frôlement doux et profond.—4 vent. scarif. à la région cardiaque, teint. colchique, 20 gouttes, teint. digitale 10 gouttes, poudre de Dower 0,40 en deux fois.

Le 7. Temp. 39°,4 le matin, 39°,8 le soir. Le malade a eu beaucoup de délire dans la nuit, il est un peu calmé le matin; les pieds et les mains, principalement les petites jointures, sont très-tuméfiées; les parois abdominales sont douloureuses, la matité précordiale a diminué de 1 centim. transversalement; les bruits du cœur s'entendent mieux, mais ils sont toujours sourds.

Le 8. Amélioration marquée. Temp. 38° le matin, 39° le soir; les douleurs articulaires sont peu intenses, la matité précordiale est diminuée. Le soir, sueurs profuses.

Le 9. Temp. 39° le matin, 38° le soir; l'épanchement péricardique paraît presque résorbé, la matité est redevenue normale, on entend un souffle systolique très-net; pas de bruit de frottement évident.

Le 10. Temp. 37o2 le matin, 39° le soir; le bruit de souffle est très-fort, on l'entend aussi bien à la pointe qu'à la base du cœur, et on le retrouve en auscultant en arrière. — Teint. colchique et digitale, 2 pil. d'opium de 0 gr. 01, nitre 1 gr.

Le 11. Temp. 38° le matin, 38°8 le soir; le malade souffre de nouveau de la main et du poignet gauche.

Le 12. Temp. 39 matin et soir; le pied gauche est également pris

de douleur; le souffle cardiaque est d'une force extrême.—Un vési-
toire à la région du cœur.

Le 13 et le 14. Temp. 39 le matin, 39°6 le soir; les articulations
du membre supérieur gauche se dégagent, celles du droit se prennent.

Le 16. Les battements sont très-irréguliers le matin, ils rede-
viennent réguliers dans la journée.

Le 17. Plus de douleurs articulaires, amélioration évidente,
éruption vésiculeuse sudorale. — Teint. colchique 30 gouttes, la digitale est supprimée.

Le 18. Pas de fièvre; temp. 37; le pouls est de nouveau très-
irrégulier; diarrhée. (La teint de colchique est supprimée.)

Les jours suivants, rien de particulier, le souffle cardiaque persiste quoique moins fort.

Le 15 juillet. L'enfant est pris de vomissements persistants et
d'une anasarque qui se généralise les jours suivants; l'urine est
peu abondante, mais sans albumine; le souffle cardiaque est rude,
râpeux, parfois musical. (Bain de vapeurs, tannin 0,50, régime lacté.)
Les accidents s'améliorent vers le 26 juillet; puis à la fin du mois
l'anasarque reparaît; dilatation des veines jugulaires, battements
du cœur très-étendus, sentis à l'épigastre; à la pointe de l'organe
souffle systolique, couvrant les deux temps; à la base, double bruit
de souffle à chaque temps; ces bruits ne se propagent pas dans la
direction des artères. Pendant le mois d'août, les signes de la cachexie cardiaque s'accusent de plus en plus; infiltration des membres inférieurs et du scrotum, ascite, congestion hépatique, disten-
sion excessive des veines jugulaires; pouls misérable.

17 août. On doit pratiquer quelques piqûres au scrotum.

Le 23. Râles fins d'œdème pulmonaire; l'affection cardiaque
continue ses progrès, le cœur augmente de 2 centimètres, le souffle
de la pointe persiste, ceux de la base disparaissent: l'épanchement
ascitique est très-abondant, et, vers la fin d'octobre, on avait dû
pratiquer trois fois la paracentèse abdominale.

Nous n'avons non plus aucun fait particulier à noter
dans les signes de l'*endocardite rhumatismale* chez
les enfants ; plus encore que la péricardite, elle peut
passer inaperçue, les seuls désordres fonctionnels
auxquels elle nous a paru quelquefois donner lieu
sont les palpitations et l'irrégularité du pouls; on a
signalé aussi l'augmentation de l'impulsion cardiaque,
quelquefois de la dyspnée, une légère douleur. Souvent

l'existence d'un bruit de souffle au cœur sera le seul indice que les valvules sont malades ; ce bruit présente généralement son maximum à la pointe du cœur et accompagne la systole cardiaque ; M. Roger professe la prédilection de l'endocardite de l'enfance pour la valvule mitrale ; chez un de nos malades, cependant, le bruit anormal nous a paru siéger très-nettement à la base (obs. 15), dans un autre cas on entendait deux bruits de souffle au premier temps, et l'un des bruits avait son maximum à la base ; Meigs et Pepper (1) rapportent aussi des exemples d'endocardite rhumatismale chez des petites filles de 9 ans et demi à 10 ans, chez lesquelles la maladie était caractérisée par un souffle aortique qui persista dans les deux cas.

Cette persistance du bruit cardiaque anormal est un des meilleurs signes qui permettent de distinguer les souffles organiques du souffle de l'anémie, si fréquente dans le rhumatisme. Ce diagnostic n'est pas toujours facile à poser immédiatement ; cependant il convient de remarquer que chez les jeunes sujets les bruits anémiques ne se rencontrent pas fréquemment ; West affirme n'avoir jamais entendu le souffle cardiaque ou carotidien de l'anémie chez les enfants au-dessous de 7 ans et très-rarement chez ceux qui étaient plus âgés. Quoi qu'il en soit, lorsque le bruit anormal est bien localisé à la pointe et ne se propage pas dans les vaisseaux, on doit l'attribuer à une affection valvulaire et dans les cas douteux on peut recourir au sphygmographe et au cardiographe.

(1) Loc. cit., p. 265!

M. R. Blache (1) a vu un souffle d'anémie rapporté à
tort à une endocardite chez un enfant rhumatisant,
être rendu à sa véritable valeur par l'emploi du cardiographe qui n'accusa aucune altération dans le tracé
des battements cardiaques. Nous renvoyons au travail de M. R. Blache pour les détails de l'application
de ces instruments à l'étude des affections du cœur
chez les jeunes sujets.

Dans le cas où un malade a été pris une première
fois d'un rhumatisme avec endocardite, si le bruit de
souffle persiste, il sera bien difficile à une seconde
attaque de douleurs articulaires, de savoir si le cœur
est ou non repris ; on pourra quelquefois se guider
sur les modifications qu'a pu subir le bruit anormal
ou sur les symptômes généraux, mais bien souvent
on devra rester dans le doute.

Nous rapportons ici l'observation d'un de nos malades comme exemple d'une endocardite simple survenue dans le cours d'un rhumatisme :

OBSERVATION VIII.

Rhumatisme articulaire, endocardite.

T... (Eugène), âgé de 12 ans, entre le 4 septembre 1872, à l'hôpital des Enfants-Malades, salle Saint-Jean, n° 8, dans le service de
M. Labric, remplacé par M. Archambault ; cet enfant, né d'une
mère rhumatisante, est sujet aux migraines, et a déjà souffert
dans les pieds, il y a deux ans ; il y a huit jours, il a été pris de
douleurs dans la hanche gauche, puis dans le genou gauche et les
deux cous-de-pied ; ces deux articulations sont actuellement assez
tuméfiées, et on remarque une rougeur très-marquée autour du
cou-de-pied droit ; l'enfant se plaint également de souffrir au niveau de l'articulation sterno-claviculaire droite ; mais n'accuse pas
de douleurs dans les membres supérieurs, il ressent des palpita-

(1) René Blache, Essai sur les maladies du cœur chez les enf. Thèses de
Paris, 1869.

tions de cœur, et nous raconte que ces accidents ont débuté huit jours avant l'apparition des premières douleurs, il n'en avait jamais éprouvé auparavant. A l'auscultation, on trouve un bruit de souffle au premier temps du cœur avec maximum à la pointe ; rien à la plèvre ou au poumon. Quant à l'état général, il y a de la fièvre, pouls 112, temp. 38°8, la peau est chaude et la face rouge ; l'enfant rapporte qu'il a eu presque tous les jours précédents des épistaxis.

Le 5. L'enfant a peu dormi, il a eu une épistaxis ; temp. 38,1 le matin, 38,2 le soir ; la langue est blanche. — Ouate, baume tranquille, un vésicatoire à la région du cœur, sulfate de quinine 1 gr. en 20 pilules.

Le 6. L'état du malade est assez amélioré, il ne se plaint plus que des genoux ; temp. 37,8 ; le soir, il n'y a plus de douleur dans le genou droit.

Le 7. Toute souffrance a disparu dans les membres inférieurs, mais l'enfant se plaint du poignet droit.

Le 8. Pas de fièvre, on entend toujours nettement le souffle à la pointe du cœur, la matité précordiale n'est pas augmentée.

Le 9. Plus de douleur nulle part, pas de fièvre, on supprime le quinine. Les jours suivants, la convalescence persiste, sans réapparition de douleurs dans les jointures. L'enfant quitte l'hôpital le 15 septembre, il conserve encore un bruit de souffle cardiaque très-léger.

Quant aux symptômes généraux des phlegmasies cardiaques, nous dirons seulement que la vivacité de la fièvre et sa persistance chez un rhumatisant, malgré la rémission des douleurs articulaires, doivent faire soupçonner quelque complication qui siégera presque toujours au cœur, mais nous savons que chez les enfants les séreuses cardiaques peuvent être prises quelquefois sans que la maladie présente une réaction fébrile notable, aussi ne doit-on jamais négliger chez eux l'auscultation du cœur dès que quelque manifestation apparaît du côté des jointures. Ajoutons que la fièvre nous a paru généralement plus vive lorsqu'il y avait une péricardite que lorsque l'endocarde seul était enflammé.

Aux symptômes de la maladie cardiaque s'en joignent quelquefois d'autres, souvent ce sont des mouvements choréiques ; on a noté aussi la coïncidence fréquente d'une pleurésie avec l'endopéricardite ; quand le rhumatisme infantile est déjà compliqué d'une affection du cœur, on peut, dit M. Roger, prédire à peu près à coup sûr qu'une pleurésie va survenir à gauche et que probablement elle sera double, et il en rapporte de nombreux exemples ; nous reviendrons plus loin sur ces faits, quand nous traiterons de la pleurésie rhumatismale.

Nous avons dit que la *myocardite* était rarement constatée dans le rhumatisme ; si l'occasion d'étudier les lésions cardiaques à l'autopsie était plus fréquente, nous croyons que les exemples de myocardite seraient plus nombreux ; nous rapportons plus loin l'observation d'un petit rhumatisant (obs. 13) qui succomba à une affection du cœur et chez lequel l'examen nécroscopique démontra l'existence d'une dégénérescence granulo-graisseuse du muscle cardiaque, survenue probablement sous l'influence d'une péricardite. Nous n'avons trouvé dans les auteurs que deux faits de myocardite chez des enfants, dans lesquels cette phlegmasie parût être d'origine rhumatismale, ils sont tous deux rapportés dans la thèse de M. R. Blache (1), nous croyons devoir les reproduire ici en les résumant, à cause de leur rareté :

OBSERVATION IX.
[Rapportée, par le Dr Emile Geselle.
In journal für Kinderkrankheiten, 1854, t. XXII, p. 25.

Une jeune fille de 9 ans fut atteinte, à la suite d'un refroidissement, le 17 septembre 1853, de douleurs légères dans le

____

(1) Loc. cit., p. 167 et 171.

genou droit, puis, le lendemain, dans le genou gauche; ces
symptômes s'accompagnaient d'un état général fébrile; le 19 au
matin, l'enfant fut trouvée étendue sur le sol et en proie à un
délire violent; elle recouvra son intelligence en présence du médecin, et accusa une céphalalgie frontale intense; peau chaude,
pouls. 115 à 120; battements du cœur normaux; la tuméfaction du
genou avait augmenté; quelques douleurs vagues dans les autres
jointures; l'enfant fut conduite à l'hôpital des Enfants de Munich,
dans le service du docteur Hauner. Le soir, nouveau délire; il
cessa dans la nuit, et reparut le lendemain 20 septembre; la
tuméfaction occupait le genou gauche, le tiers inférieur de la
cuisse, la jambe et la face dorsale du pied. (Boissons nitrées, applications froides sur la tête.) On constate le soir un frottement
péricardique très-marqué; dans la nuit, la malade est prise d'accidents de suffocation. Le 21 au matin, délire, face livide, peau
froide, l'impulsion de la pointe du cœur est faible, les bruits
cardiaques sont moins clairs que les jours précédents; pouls petit,
140 à 144 pulsations; matité précordiale étendue. Mort à trois
heures et demie du soir.

Autopsie. — Le cerveau est sain, sauf un peu de congestion;
rien d'anormal dans les plèvres; les deux poumons un peu engoués, et dans le gauche plusieurs petites masses de pneumonie
lobulaire; on trouve dans le péricarde 6 à 8 onces de sérosité
fibrineuse; ses parois sont recouvertes de flocons fibrineux en
grande abondance; à la surface du ventricule gauche, sous le
péricarde viscéral, se rencontrent huit ou dix abcès d'un volume
d'un pois; quelques-uns s'étendaient jusque dans la région interventriculaire.

<h3 style="text-align:center">OBSERVATION X.</h3>

Rapportée par Ditrich (Ueber die Hertzmuskelentzündung, in Prager
Vierteljahrschrift, t. I, 1852).

Une fille de 12 ans est prise, en 1848, de rhumatisme articulaire aigu avec phénomènes généraux graves, dyspnée; le choc
du cœur se fait sentir dans une grande étendue, pas de bruits
anormaux. En 1849, deux attaques de rhumatisme articulaire
fébrile avec douleurs précordiales, palpitations, dyspnée. Dans la
dernière, le pouls devient petit, le choc reste fort; on entend un
bruit systolique à l'orifice aortique; en juin 1850, l'enfant est
prise d'accès convulsifs, puis d'hémiplégie et d'aphasie, enfin
d'accès fébriles avec frissons, amaigrissement, diarrhée, vomissements. Mort en octobre 1850. A l'autopsie, outre les lésions
d'une hypertrophie cardiaque, avec péricardite et endocardite
chroniques cette dernière ayant porté sur les valvules mitrales et

aortiques, on constata, dans la cloison interventriculaire, au-dessus de l'insertion des valvules sigmoïdes, une solution de continuité conduisant à une cavité, qui n'était séparée que par une couche mince de tissu musculaire de l'oreillette droite ; ses parois étaient couvertes de coagulums fibrineux adhérents, semblables à des condylomes ; on retrouvait ces mêmes dépôts sur l'endocarde du ventricule gauche et la valvule mitrale ; en les soulevant, on constatait au-dessous les traces d'une inflammation ancienne ; les parois du ventricule gauche étaient en partie transformées en un tissu fibroïde, solide, résistant, blanchâtre, comme cicatriciel. L'hémisphère cérébral gauche était ramolli.

Il nous paraît certain que dans ce cas il y eut une inflammation du tissu propre du cœur, la cavité trouvée à l'autopsie devait être celle d'un abcès qui s'ouvrit dans le cœur, et les accidents cérébraux que présenta la petite malade à la fin de sa vie furent dus probablement à des embolies. Dans l'observation de Geselle, nous trouvons notés aussi des accidents cérébraux sous forme d'un délire violent, ils étaient évidemment d'une tout autre nature que ceux que présenta la malade de Ditrich et doivent être rattachés à l'encéphalopathie rhumatismale (1).

Bien que l'endocardite ulcéreuse ait été observée dans l'enfance et que dans un travail récent déjà cité, notre ami le Dr Caubet, estime que cette maladie reconnaît dans plus de la moitié des cas une origine rhumatismale, nous n'avons pu, malgré nos recherches, trouver une seule observation de cette affection dans le jeune âge qui pût être attribuée au rhumatisme. Nous n'avons pas non plus observé chez nos petits malades des accidents d'embolisme, survenus

(1) Fuller rapporte un troisième fait de myocardite de l'enfance, compliquée d'accidents cérébraux, qu'il emprunte à Stanley ; d'après Fuller, cette complication survint dans le cours d'un rhumatisme articulaire, mais la lecture de l'observation de Stanley ne l'indique point d'une façon évidente, aussi devons-nous passer ce fait sous silence ; on le trouvera dans les Med. chir. transact., 1816, t. VII.

dans le cours d'une phlegmasie cardiaque; en dehors
du cas de Ditrich dans lequel les phénomènes dont nous
parlons ne se montrèrent que longtemps après la disparition des accidents inflammatoires de l'endocardite,
nous ne connaissons aucun fait dans lequel des embolies survinrent chez un enfant sous l'influence de rhumatisme. Vogel (1) rapporte bien avoir trouvé des
embolies dans la rate et les reins, chez un petit garçon
de 8 ans, mort d'endocardite, mais il néglige de
nous dire si cette affection était d'origine rhumatismale, il insiste du reste sur la rareté des infarctus viscéraux dans le jeune âge.

Il est encore une affection dont le siége est dans le
cœur et qui a été signalée comme fréquente chez les
malades atteints de rhumatisme articulaire aigu, nous
voulons parler des concrétions dites polypeuses du
cœur, des caillots intra-cardiaques. M. Rathery en a
publié il y a quelques années un exemple intéressant
observé chez une petite fille de 5 ans; nous le rapportons ici en le résumant, parce que c'est le seul fait
à notre connaissance dans lequel un enfant rhumatisant ait été emporté par des accidents de cette nature;
nous ferons remarquer que dans ce cas le rhumatisme
avait complètement respecté les séreuses du cœur.

OBSERVATION XI

Rapportée par M. Rathery, Gaz. des hôp., 1869, p. 221.

Une petite fille de 5 ans entre, le 2 janvier 1869, à l'hôpital
des Enfants, dans le service de M. Roger, pour un rhumatisme
subaigu dont elle souffre depuis huit jours, fièvre modérée, 104
pulsations; rien d'anormal au cœur; quelques gros râles de bronchite; les douleurs articulaires, d'abord localisées dans les mem-

____

(1) Loc. cit., p. 333.

Picot.   4

bres inférieurs, envahissent légèrement un des poignets et quelques jointures des doigts ; le cœur reste indemne ; la maladie présente un aspect des plus rassurants, quand tout à coup, le 6 janvier, vers dix heures du matin, l'enfant est prise d'un violent accès de suffocation, cyanose, menace d'asphyxie. (Sinapismes, éther.) Au bout d'une heure, ces accidents sont un peu diminués, mais la face reste très-pâle, angoisse inexprimable, pouls petit, fréquent, très-irrégulier, battements cardiaques tumultueux, très-difficiles à analyser ; on croit entendre un bruit de souffle assez fort, mais sans pouvoir le localiser exactement ; à midi, nouvel accès de suffocation s'accompagnant de mouvements convulsifs dans les membres ; le soir, à cinq heures, l'enfant est à l'agonie ; face cyanosée, extrémités froides, pouls presque imperceptible ; mort à six heures.

A l'autopsie, on constate quelques fausses membranes dans les deux plèvres ; la base des poumons porte des traces de congestion ; les bronches, rouges à l'intérieur, sont remplies d'un liquide mucoso-purulent ; le péricarde est parfaitement sain et ne contient pas de liquide ; en ouvrant le ventricule droit, on y trouve un caillot volumineux, blanc jaunâtre, épais, fibrineux, homogène et assez dense, paraissant d'origine récente, imbriqué dans les colonnes charnues du cœur, remplissant presque entièrement le ventricule et obturant en grande partie l'orifice tricuspide ; il se prolonge dans l'oreillette droite jusque dans l'auricule, où il paraît assez adhérent, et dans la veine cave supérieure ; dans le cœur gauche se trouve un caillot analogue, mais beaucoup moin volumineux ; l'endocarde paraît parfaitement sain ; il présente sa coloration normale. Le microscope ne fait découvrir aucune trace d'organisation dans le caillot et aucune altération du tissu du cœur. Rien d'anormal dans la cavité crânienne, sauf une congestion encéphalique très-prononcée ; pas de caillots dans les sinus.

Avant de clore ce chapitre sur les affections rhumatismales du cœur, nous devons dire un mot de leur terminaison.

Chez les enfants, dit M. Jaccoud (1), les inflammations légères de l'endocarde peuvent disparaître sans laisser de trace appréciable ; cette terminaison favorable qui est malheureusement loin d'être la plus fréquente, n'est cependant pas très-rare ; M. R. Bla-

(1) Jaccoud, Nouv. dict. de méd. et chir. prat., article Endocardite t. XIII, p. 256.

che (1) en rapporte un exemple remarquable qui lui a été communiqué par M. Peter; un petit garçon de 3 ans fut pris d'un rhumatisme articulaire et le cinquième jour M. Peter constatait un souffle cardiaque organique manifeste qui persista malgré la disparition des douleurs dans les jointures; l'existence de ce souffle fut confirmée par MM. Blache père, Roger et Trousseau, qui virent successivement le malade dans l'espace de trois mois et s'accordèrent à le considérer comme atteint d'une lésion valvulaire très-probablement incurable; cependant au bout de six mois, le bruit s'affaiblissait et au bout de l'année, M. Peter ne parvenait à en découvrir aucune trace. La guérison se maintint malgré la réapparition presque toutes les années d'une bronchite et même une fois d'un catarrhe suffocant; M. Trousseau, et M. Roger, qui revit le petit malade quatre ans après le début de l'endocardite, constatèrent l'intégrité parfaite des bruits du cœur. Meigs et Pepper (2) et le docteur O'Connor (3) rapportent des faits analogues, dans un cas, la guérison ne fut complète qu'au bout de deux ans. Elle peut quelquefois se faire dans un temps fort court. M. Roger a vu un souffle cardiaque nettement valvulaire accompagnant une légère attaque de rhumatisme articulaire, disparaître neuf jours après son apparition. Quelques-uns de nos malades atteints d'endocardite rhumatismale ne présentaient plus au moment où ils nous quittèrent, qu'un bruit très-léger et chez l'un d'eux même nous ne pûmes retrouver le bruit anormal. En voici l'observation.

(1) Loc. cit., p. 145.
(2) Loc. cit., p. 266.
(3) O'Connor, 1862, Lancet, t. II, p. 10.

Observation XII.

Rhumatisme articulaire très-léger, endocardite ; guérison complète.

L... (Auguste), âgé de 9 ans, entre, le 4 mai 1872, à l'hôpital des Enfants, salle Saint-Jean, n° 15, dans le service de M. Labric ; il n'a jamais souffert, jusqu'ici, de douleurs articulaires ; on n'est pas rhumatisant dans sa famille ; il habite un troisième étage ; il y a huit jours, il a été pris de douleurs dans les jointures aux pieds et aux genoux ; ces accidents paraissent très-légers ; il se plaint aussi des mains ; presque pas de fièvre, pouls, 80. A l'auscultation du cœur, on trouve un bruit de souffle au premier temps avec maximum à la pointe. (Un vésicatoire à la région précordiale.) Les douleurs disparaissent rapidement ; le 17, l'enfant n'en ressent plus de trace ; on entend encore le bruit de souffle, mais il est très-léger ; le 23, il est presque imperceptible ; le 1ᵉʳ juin, le malade sort pour la première fois en plein air ; il est pris de douleurs dans les mollets ; ces accidents disparaissent au bout de quelques jours, et l'enfant quitte l'hôpital le 13 juin ; à ce moment on n'entend plus aucun bruit anormal au cœur.

Nous verrons plus loin que dans l'endocardite qui accompagne le rhumatisme scarlatineux, la disparition des bruits anormaux, qui dans les cas de rhumatisme ordinaire est l'exception, devient au contraire presque la règle.

On peut expliquer par une aptitude plus grande à la résolution des tissus enflammés et par l'intégrité du système vasculaire dans le jeune âge, comment l'endocardite valvulaire peut guérir complètement chez les enfants, ou comment ceux-ci, tout en conservant quelques signes de cette affection, appréciables seulement à l'oreille, peuvent vivre de longues années sans que leur santé générale en soit affectée ; mais trop souvent aussi le cœur ne lutte qu'avec peine contre les obstacles qui embarrassent ses orifices. L'enfant reste sujet à des palpitations, à des attaques fréquentes de dyspnée; puis tôt ou tard, spontanément ou sous l'influence d'une affection intercurrente, d'une nouvelle

poussée rhumatismale (voir notre observation 13), la
circulation tout entière se trouve entravée, les hydropisies, les congestions viscérales apparaissent et se
multiplient et le malade succombe à la cachexie cardiaque. Ces accidents ne surviennent quelquefois que
de longues années après l'endocardite primitive; Bouillaud parle d'une dame de 29 ans, qui présentait les signes
d'une affection organique du cœur, dont l'origine re-
montait à une attaque de rhumatisme aigu, qu'elle
avait eue à l'âge de 10 ans, et l'on trouverait sûrement des exemples où les troubles circulatoires ont
tardé plus longtemps encore; mais d'autres fois c'est
presque immédiatement après l'affection aiguë que
se développent les phénomènes de l'asystolie, c'est ce
que nous avons vu chez le malade de l'observation 7;
Guersant père (1) rapporte l'histoire d'un enfant de
11 ans qui mourut au milieu des accidents de la cachexie cardiaque, un mois après le début d'une endocardite rhumatismale, et dans deux faits publiés par
M. Roger (2), relatifs à des petites filles de 12 et 13 ans,
nous voyons la mort survenir de la même façon un an
après l'apparition d'une phlegmasie cardiaque due au
rhumatisme. La péricardite seule sans lésion de l'endocarde peut amener également une affection organique du cœur rapidement mortelle. Bamberger (3) rapporte l'histoire d'une enfant de 11 ans, qui fut prise
d'une péricardite dans le cours d'un rhumatisme très-
aigu, le cœur s'hypertrophia, les jambes s'infiltrèrent,
le foie se congestionna et la petite malade succomba

(1) Union médicale, 1847, p. 144.
(2) Loc. cit., obs. 13 et 23.
(3) Bamberger, Lehrbuch für Krankheiten des Herzens, p. 140.

au bout d'une année environ ; on trouva à l'autopsie
une adhérence totale du péricarde, les cavités du cœur
étaient sensiblement dilatées, mais les valvules étaient
tout à fait normales.

La mort peut-elle survenir chez un enfant dans le
cours d'une attaque de rhumatisme sous l'influence
des accidents aigus d'une endopéricardite sans autre
complication ? Nous croyons le fait très-rare. Nous
citerons plus loin des cas où la terminaison fatale eut
lieu pendant la période aiguë de la maladie, mais
alors, une affection pulmonaire ou cérébrale était venue se joindre aux manifestations cardiaques. Fuller
n'a vu mourir en six années à l'hôpital Saint-Georges,
que deux sujets au-dessous de 16 ans, atteints de
rhumatisme cardiaque ; dans les deux cas, les malades
présentèrent des accidents cérébraux graves et l'autopsie permit de constater des pneumonies étendues à
côté des lésions du cœur ; cependant M. Bouillaud (1)
cite l'observation d'une petite fille de 12 ans, qui
mourut à la suite d'accidents dyspnéiques et synco-
paux, que le célèbre professeur attribue à une péricardite constatée à l'autopsie ; le cœur avait sa couleur et sa consistance normales, les poumons étaient
engoués, mais on ne trouvait aucune trace de pneumonie ni de pleurésie.

Dans l'observation suivante nous verrons un petit
malade succomber en quelques jours dans le cours
d'un rhumatisme compliqué d'une endopéricardite,
mais la mort nous paraît due plus encore à l'asystolie
survenue très-rapidement dans un cœur déjà malade,
sous l'influence d'une nouvelle inflammation de ses
séreuses, qu'à cette inflammation elle-même.

(1) Traité des maladies du cœur, 1re édition, 1835, p. 363.

Observation XIII
Communiquée par M. Rendu.

Rhumatisme articulaire et chorée ; récidive de douleurs articulaires. Endopéricardite ; double épanchement pleural. Mort. Autopsie. Adhérences
généralisées récentes du péricarde, endocardite, dégénérescence graisseuse
du muscle cardiaque.

D... (Edmond), âgé de 8 ans, entre, le 9 août 1872, à l'hôpital
des Enfants, salle Saint-Louis, 17, dans le service de M. Roger. Cet
enfant, chétif et pâle, a été atteint, il y a trois mois, de rhumatisme articulaire avec chorée consécutive ; il eut, à ce moment,
quelque complication cardiaque, car on lui appliqua un vésicatoire
sur la région précordiale ; son état s'améliora, mais il resta anémique et n'a pas repris depuis sa santé première ; il est actuellement au cinquième jour d'une poussée nouvelle de rhumatisme
bénigne du côté des jointures, mais qui s'est compliquée très-
rapidement de dyspnée et d'un état général grave ; il présente
une fièvre excessive (pouls, 170), la respiration est très-gênée e
rapide (60 resp.), anxiété précordiale extrême ; en examinant les
organes respiratoires, on trouve de la matité aux deux bases, respiration faible, souffle pleurétique, signes évidents d'un double
épanchement pleural ; du côté du cœur, matité précordiale étendue
de la 2ᵉ à la 7ᵉ côte et atteignant la ligne médiane ; l'auscultation
de l'organe est rendue très-difficile par la dyspnée ; on constate
cependant un bruit de frottement sourd ; l'impulsion du cœur
paraît faible, ses buits sont étouffés, un peu tumultueux ; ils
s'accompagnent peut-être, mais sans qu'on puisse l'affirmer, d'un
souffle ; à la palpation, on sent une impulsion large, mais peu
intense. Comme état général, l'enfant est pâle et bouffi ; il paraît
très-anémique ; il reste assis sur son séant et étouffe dès qu'il
cherche à s'endormir.

Le lendemain 9 août, même état. (Deux vésicatoires à la base
de la poitrine; oxymel scillitique, 20 g.; eau de Spa.) Le 10, l'orthopnée augmente ; la matité pleurale remonte maintenant plus
haut à droite qu'à gauche ; les bruits du cœur sont très-sourds.
Pouls, 170, petit et serré. Le 11, les battements cardiaques sont de
plus en plus sourds ; aucun frottement, la matité précordiale est
peu augmentée ; la dyspnée est croissante , l'enfant ne peut même
plus, de peur de l'augmenter encore, appuyer sa tête sur l'oreiller ;
les jambes s'infiltrent, le ventre se ballonne. Le 12, on entend de la
crépitation fine et du souffle dans le poumon gauche ; silence complet et matité absolue à droite. (Teint. de digitale, 10 gouttes ; di-
gitaline, 1 g.; vésicatoire précordial.) Mort dans la nuit du 12
au 13.

Autopsie le 14. Le sternum enlevé, on aperçoit la face antérieure du péricarde épaissie, vascularisée, se continuant avec le tissu cellulaire du médiastin, qui est très-dense et adhérant fortement au sternum ; le péricarde est également relié par des brides fibreuses au cul-de-sac pleural et au hile du poumon ; les plèvres contiennent environ un litre de sérosité citrine, plus abondante à droite qu'à gauche ; le tissu pulmonaire est aplati, condensé et grisâtre, et laisse échapper à la coupe une sérosité spumeuse ; il surnage dans l'eau ; vers les bases, il est carnifié ; le foie est très-congestionné ; les reins le sont un peu ; épanchement ascitique notable.

Quant au cœur et au *péricarde*, on trouve celui-ci très-épaissi ; sa face interne est tapissée de fausses membranes humides, jaunes-verdâtres, tomenteuses, qui sont disposées irrégulièrement en spirales sur le cœur et émettent des brides assez lâches infiltrées de sérosité qui unissent entre elles les deux feuillets de la séreuse, les adhérences sont assez intimes en arrière ; dans quelques points, ces fausses membranes sont si épaisses, qu'elles simulent un tissu kystique aréolaire. Le *cœur* est aussi volumineux que celui d'un adulte ; il mesure plus de 0ᵐ,12 en hauteur et 0,11 en largeur, ses cavités sont distendues et mollasses ; les oreillettes, surtout la droite, sont remplies de gros caillots noirâtres qui se prolongent dans les vaisseaux ; on remarque dans le cœur gauche un peu d'épaississement de l'endocarde et des plaques laiteuses ; les valvules aortiques sont boursouflées et rouges sur les bords ; la valvule mitrale est plus malade, ses bords sont épaissis, indurés, végétants et boursouflés, ils crient sous le scalpel, les muscles papillaires paraissent avoir rétracté en partie les deux valves. La valvule tricuspide est un peu épaissie. Le tissu propre du cœur a une teinte feuille-morte et est très-mollasse, les fibres musculaires présentent au microscope une dégénérescence granuleuse évidente.

En résumé, nous voyons dans cette observation un enfant qui après avoir souffert déjà une première fois d'une affection de cœur en même temps que d'une chorée, est repris d'accidents cardiaques, sous l'influence d'une nouvelle atteinte de rhumatisme ; l'endocarde et le péricarde s'enflamment, aux accidents de la phlegmasie viennent s'ajouter dès les premiers jours ceux de l'asystolie et le malade meurt huit jours après le début des douleurs rhumatismales ; c'est principalement à la dégénérescence granulo-graisseuse du muscle cardiaque, survenue probablement sous l'influence de la péricardite, que nous croyons qu'il faut attribuer cette abolition si rapide des fonctions du cœur et une terminaison aussi promptement fata.e.

Le docteur Bosisio (1) rapporte un fait qui nous paraît analogue au précédent. Un garçon de 12 ans fut pris, dans le cours d'un rhumatisme articulaire, d'une péricardite et succomba le cinquante-septième jour de la maladie ; on trouva à l'autopsie le péricarde rempli de fausses membranes ayant amené des adhérences entre ses deux feuillets ; le cœur était très-volumineux; dans une épaisseur d'un demi centimètre, sa paroi était flasque et ramollie, les fibres n'étaient plus distinctes et se déchiraient sous la moindre pression ; les valvules étaient saines ainsi que le tissu pulmonaire.

§ 2. — *Affections vasculaires.*

On a décrit chez l'adulte une artérite et une phlébite rhumatismales ; nous n'avons trouvé aucun exemple probant de cette dernière affection se rapportant à l'enfance ; quant à la première, existait-elle chez une jeune malade dont l'observation est rapportée par le Dr G. de Fajole? Il est regrettable que l'autopsie n'ait pas été faite pour vérifier le diagnostic d'artérite rhumatismale porté pendant la vie. Nous donnons ici cette observation textuellement.

(1) Mémoires de la Société médicale d'encouragement de Milan, 1839, cité par R. Blache, p. 86.

Observation XIV.

G. de Fajole, in Gazette des hôpitaux, 1866, p. 138.

Dans le courant du printemps de 1865, la femme C... amène à ma consultation sa fille âgée de 15 ans, non réglée, d'une constitution molle et lymphatique, ouvrière dans une fabrique de draps; la jeune fille se plaignait de maux de tête, de lassitude générale et de défaut d'appétit, tous accidents à cause desquels elle avait quitté depuis quelques jours son travail. Le premier coup d'œil jeté sur la malade semble faire reconnaître une chlorose avancée que son âge, son état et son genre de vie habituel devaient évidemment favoriser. L'examen stéthoscopique semble d'ailleurs venir à l'appui de ce diagnostic. Je constate au premier temps un souffle doux se prolongeant dans les carotides. La consultante est renvoyée avec une ordonnance appropriée à son état supposé bien établi : eau ferrée, nourriture meilleure, promenades, pilules de Vallet.

Trois ou quatre jours après, la femme C... me pria de venir voir sa fille qui, me dit-elle, ne peut plus se lever; je trouve, en effet, la jeune malade couchée, le pouls fréquent, la peau chaude et par moments couverte de sueurs. Des douleurs vives avec gonflement occupaient les poignets et les genoux, le mouvement et la pression y réveillaient de vives souffrances. La malade accusait en outre une douleur profonde à la région du cœur; le bruit de souffle constaté précédemment est devenu râpeux et se prolonge avec le même caractère dans les carotides. Sangsues sur la région précordiale, sulfate de quinine, liniments appropriés. Ce même traitement est continué, avec de légères modifications, pendant quinze jours environ. Au bout de ce temps, vers le 15 mai, les douleurs articulaires qui avaient suivi tous les membres et affecté les vertèbres cervicales se calment notablement. En même temps, la malade éprouve une violente douleur avec sensation de battements à la région du cou, et me désigne avec le doigt, comme siège des phénomènes douloureux, le trajet de la carotide droite. Je puis constater moi-même, par la palpation, l'augmentation de volume du vaisseau, la violence de ses battements, sa dureté, sa sensibilité extrêmes. Pas de chances d'erreur, les tissus voisins, à un centimètre de distance, restent insensibles à la pression. Sangsues *loco dolenti*, émollients. Au bout de quatre jours, la douleur disparaît, mais l'endocardite augmente. Il se forme évidemment des concrétions nombreuses aux orifices cardiaques. Le souffle devient dur et occupe les deux temps; le volume du cœur augmente, l'oppression est violente, les pieds s'œdématient. J'ai recours, sans succès, aux vésicatoires, aux alcalins, aux diurétiques. Le 30, l'artérite revient avec une plus grande violence, mais dans la carotide gauche, les douleurs spontanées et surtout celles qui sont provoquées par la moindre pression du vaisseau arrachent des cris à la malade. Les émollients et les narcotiques calment encore ces symptômes au bout de quelques jours. Enfin, la fille C... succombe vers le 15 juin aux progrès de l'affection cardiaque et au milieu des plus vives souffrances. L'autopsie ne put être faite, mais je crois qu'elle n'aurait rien ajouté pour la juste appréciation des vaisseaux artériels attaqués.

§ 3. — *Affections pleurales et pulmonaires.*

La *pleurésie* est signalée par tous les auteurs comme une des complications du rhumatisme, et M. Roger la déclare fréquente dans le rhumatisme infantile ; il est même disposé à l'y croire plus commune que chez les adultes. M. Claisse l'a vue survenir chez six de ses dix-huit malades, M. Bouquerel en donne trois observations ; pour nous, nous n'en avons vu qu'un seul exemple dans le service de M. Labric ; le voici :

Observation XV.

Chorée, suite de rhumatisme, puis récidive de douleurs articulaires, endo-péricardite, pleurésie gauche, persistance d'un souffle cardiaque.

B... (Charles), âgé de 8 ans et demi, entre le 18 mai 1872 à l'hôpital des Enfants, salle Saint-Jean, n° 2, dans le service de M. le Dr Labric. Cet enfant, né d'un père perclus de rhumatisme, a souffert lui-même, il y a quinze jours, de douleurs articulaires généralisées ; ces phénomènes ont disparu actuellement et le malade ne présente au cœur aucun bruit anormal, mais il est agité depuis une quinzaine de jours de mouvements choréiques : ces accidents ne présentent pas une grande intensité. (Arséniate de soude, bains sulfureux.) Le 23 juin, ils sont notablement améliorés, et le 25 juin l'enfant quitte l'hôpital guéri ; il y rentre le 13 septembre 1872, salle St-Jean, n° 22, il est repris depuis quatre jours de douleurs articulaires qui, actuellement, ont envahi les trois grandes articulations des deux membres inférieurs ainsi que l'épaule, le coude et le poignet droits. Les douleurs sont violentes mais ne s'accompagnent pas d'une tuméfaction considérable ni d'une rougeur vive ; les bruits du cœur sont très-tumultueux et difficiles à analyser, la matité précordiale n'est pas augmentée, fièvre vive, température 39,4. Langue normale, constipation, pas de trace de mouvements choréiques. — Extr. d'opium. 2 centigr.

Le 14 au matin, le coude gauche est pris de douleur ; on entend au cœur un souffle systolique très-net et peut-être un peu de frottement péricardique ; pas d'augmentation de la matité précordiale ; rien d'anormal dans les plèvres. T. 38,3 le matin, 39,6 le soir —Un vésicatoire précordial ; teinture de digitale, 30 gouttes ; oxymel scillitique, 10 gr.

Le 15. T. 38,1 le matin, 39° le soir ; le bras droit est un peu dégagé, mais toutes les articulations du membre supérieur gauche jusqu'à celles des doigts sont envahies par le rhumatisme ; mêmes phénomènes du côté du cœur. — Digitale, sulfate de quinine, 1 gr. en 20 pilules.

Le 16. Les douleurs articulaires sont fort diminuées, la fièvre est tombée. T. 37,8 le matin, 38,8 le soir. On entend à la région du cœur un peu de frottement, les battements de l'organe sont sourds, la matité précordiale est un peu augmentée.

Le 17. L'enfant paraît plus souffrant, on constate à la base du poumon gauche du souffle, de l'égophonie et de la matité dans une petite étendue ; le soir, le souffle s'entend plus haut. T. 38° le matin, 39° le soir. — Eau de Sedlitz ; sulfate de quinine, 60 gr. ; extrait d'opium, 2 centigr.

Le 18. Bruit de cuir neuf au niveau du péricarde, le souffle endocardique persiste, les jointures sont peu douloureuses. (Extrait d'opium, 2 centig.). T. 38° le matin, 39,3 le soir.

Le 19. La fièvre est diminuée. T. 38° le matin, 38,4 le soir ; le malade ne ressent plus de douleurs que dans les épaules ; on entend toujours du souffle à la base du poumon gauche qui est mate, mais l'épanchement paraît assez limité ; les battements de cœur sont sourds, le pouls est régulier ; les jours suivants la fièvre est tombée, les signes de l'épanchement pleurétique persistent encore quelque temps mais sans indiquer d'augmentation de la pleurésie qui reste limitée au côté gauche, ils sont entièrement disparus le 18 octobre ; les battements du cœur deviennent plus superficiels et on entend nettement le bruit de souffle qui est rude et siége au premier temps avec son maximum à la base ; la rudesse et l'intensité de ce bruit qui s'entend dans toute la poitrine indiquent qu'il est nettement organique.

Le 25. Le malade est repris de quelques douleurs dans les jointures (sulfate de quinine, 40 centig. ; extrait d'opium, 5 centig.) ; elles sont disparues le 27.

10 octobre. L'enfant se plaint de souffrir dans la nuque, il incline la tête latéralement. — Vésicatoire à la nuque.

Le 12. La tête est penchée du côté droit, la pression sur les par-

ties latérales du cou et surtout sur la partie postérieure est douloureuse.

Le 14. La tête est inclinée du côté gauche.

Le 18. Toute douleur a disparu. Actuellement le malade est toujours dans nos salles, il ne présente plus aucun symptôme de rhumatisme ni de chorée, mais le souffle à la base du cœur est toujours très-intense, les battements de l'organe sont forts et son
impulsion assez vive.

Ce cas est intéressant par l'existence d'une chorée
apparaissant entre deux attaques articulaires ; remar-
quons aussi que la pleurésie siégeait à gauche ; dans
plusieurs autres observations, nous retrouvons la
même localisation ; M. Molard (1) et M. Bouquerel
rapportent chacun une observation de pleurésie rhumatismale du côté gauche chez des enfants : dans ces
deux cas comme dans le nôtre, cette affection avait
été précédée de l'apparition d'une péricardite ; l'inflammation passa évidemment de la séreuse cardiaque
à la plèvre (V. aussi notre obs. 31); il n'est pas rare
que, dans de semblables circonstances, la plèvre
droite se prenne à son tour ; c'est ce que nous obser-
vons dans le fait suivant :

OBSERVATION XVI.

Communiquée par M. Rendu.

Rhumatisme articulaire aigu, endopéricardite et pleurésie double. Guérison.
Persistance d'un souffle valvulaire et de signes d'une hypertrophie cardiaque.

H... (Gille), âgé de 14 ans, entre le 26 avril 1872 à l'hôpital des
Enfants, salle Saint-Louis, n° 13, dans le service de M. Roger. Il
paraît bien constitué, ses parents sont rhumatisants, son père présente une affection cardiaque, lui-même a déjà souffert de douleurs
articulaires à l'âge de 9 ans, et le cœur fut peut-être atteint à ce
moment. Il y a trois jours, il a été pris de courbature, de douleurs
vagues qui ne se sont fixées que le surlendemain sur les jointures;
il se plaint actuellement de souffrir dans la hanche et le long de la

(1) Molard, étude sur la pleurésie rhumatismale, Thèses de Paris, 1870.

colonne vertébrale, le genou droit est également sensible, les bruits du cœur sont forts et précipités, les claquements valvulaires sont éclatants et ne s'accompagnent pas du moindre souffle. Laudanum et ouate sur les jointures ; sirop de digitale, 15 gr.; poudre de Dower, 30 centigr.

Le 27, le 28 et le 29 on assiste aux progrès du rhumatisme qui s'étend aux cous-de-pied et devient plus douloureux; les bruits cardiaques, surtout le premier, deviennent plus sourds. Même traitement. Le 29, la fièvre est intense (pouls 140, temp. 40,6), la dyspnée est extrème; peau moite, parole entrecoupée; on entend à la base du poumon gauche un souffle pleurétique très-marqué, et à la base du poumon droit une crépitation fine que l'on rapporte à du froissement pleural; pas de son à la percussion des deux côtés égophonie évidente à gauche, voix un peu chevrotante à droite (saignée de 300 gr., nitre, 2 gr.); le soir, fièvre toujours considérable , un peu moins de chaleur (temp. 39,6), peau sèche, pas de sueur; abattement, constipation.

Le 30. Augmentation sensible de la matité pleurale à gauche, frottement et râles à droite, l'égophonie est plus marquée de ce côté que la veille, la matité précordiale est assez considérable, surtout transversalement, elle empiète d'un travers de doigt sur le bord droit du sternum; à la partie externe de la partie mate on entend un bruit de frottement évident, les battements du cœur sont faibles et lointains; urines rares (500 gr. en vingt-quatre heures), bien que le malade boive beaucoup. T. 38,3, le matin, 39,5 le soir.—Sirop de digitale, 20 gr.; nitre, 2 gr.; un vésicatoire sur le côté gauche de la portrine.

1er mai. Défervescence, temp. 37,5, l'état général paraît fort amélioré, moins de dyspnée, herpès labial ; mêmes symptômes du côté du cœur, l'épanchement pleural semble plutôt augmenté.

Le 2. Le liquide a évidemment augmenté dans la plèvre droite et on entend le souffle pleurétique de deux côtés; au cœur on entend toujours le bruit de frottement et de plus un souffle régulier accompagnant le premier temps du cœur; la matité précordiale est toujours étendue dans le sens transversal ; les douleurs articulaires sont tout à fait amendées, et l'état général est satisfaisant.

Le 3 et le 4, mêmes symptômes, le frottement péricardique a disparu.

Le 5. La matité pleurétique diminue sensiblement, elle ne remonte plus guère qu'au tiers inférieur du poumon droit et à la moitié du poumon gauche, encore du souffle et de l'égophonie. — Teinture de colchique et de digitale, 10 gouttes.

Le 7. Le souffle pleurétique a disparu du côté droit, il n'y reste que du frottement et des râles humides, du côté gauche le souffle ersiste avec un peu d'égophonie; le souffle cardiaque est plus net et paraît franchement endocardique ; pas de fièvre. — Teinture de colchique, 15 gouttes ; id. de digitale, 10 gouttes.

Le 11. Le souffle pleural et l'égophonie n'existent plus, respiration rude et prolongée ; l'épanchement péricardique paraît aussi diminué et l'impulsion cardiaque augmente en proportion ; sur les limites de la matité, un peu en dehors du mamelon, on entend un souffle endocardique évident et un petit piaulement très-net probablement péricardique.

Le 17. Le piaulement a disparu, le souffle est moins fort, l'impulsion du cœur est intense. (La teinture de colchique, qui a été portée à la dose de 23 gouttes, détermine vers le 16 mai un peu de diarrhée et est réduite à 10 gouttes.)

Le 20. On entend au cœur, indépendamment d'un bruit de souffle systolique à la pointe, un souffle doux au second temps, en dedans du mamelon vers la base du cœur, il ne se propage pas dans les vaisseaux, peut-être est-ce un frottement ? Les jours suivants, le rhumatisme est tout à fait disparu, mais il reste une hypertrophie considérable du cœur.

Le 27. Les limites de l'organe s'étendent de la deuxième à la septième côte, l'impulsion est forte et large et produit une ondulation de la paroi thoracique ; le souffle systolique est persistant, le bruit de la base est variable au moins dans son intensité, le malade demande sa sortie le 10 juin.

Les pleurésies doubles, compliquant une affection cardiaque, sont quelquefois d'un pronostic très-grave ; M. Bouchut (1) et M. R. Blache (2) rapportent tous les deux des exemples de morts survenues à la suite d'endopéricardites compliquées d'épanchements inflammatoires dans les deux plèvres chez des enfants rhumatisants ; il ne faudrait cependant pas s'exagérer la fréquence de la terminaison fatale à la suite de semblables accidents. Dans plusieurs faits analogues, publiés par M. Roger (3), la guérison eut lieu comme chez le malade de l'observation 16.

Quelquefois, mais moins souvent, la pleurésie survient dans le cours d'un rhumatisme, sans avoir été

(1) Bouchut, Union médicale, 1865, t. XXVII, p. 353.
(2) Loc. cit., p. 64 et 148.
(3) Loc. cit , cbs. 24, 25 et 26.

précédée d'une affection cardiaque ; elle peut même apparaître comme première manifestation de la diathèse. M. G. Sée parle, dans son *Mémoire sur la chorée* (1), d'une jeune fille de 14 ans qui fut prise d'une pleurésie aiguë : six jours après survinrent des douleurs articulaires et dix jours plus tard une danse de Saint-Guy.

Nous n'avons rien à dire de particulier sur les symptômes de la pleurésie rhumatismale chez les enfants ; sa marche peut être très-rapide ; chez une petite malade de 5 ans, observée par M. Claisse, et atteinte depuis quelques jours d'un rhumatisme articulaire très-généralisé, bien que sans complication cardiaque, les signes d'une pleurésie du côté du poumon droit (matité, égophonie et souffle) parurent et disparurent dans l'espace de vingt-quatre heures. Cette affection peut survenir quelquefois d'une façon latente : l'enfant n'accuse pas de douleur, et la maladie n'est reconnue qu'à l'auscultation, aussi ne doit-on jamais négliger ce mode d'exploration, aussi bien pour les organes respiratoires que pour le cœur chez les rhumatisants.

La *pneumonie rhumatismale* est, suivant Grisolle, une affection très-peu commune ; il en a cependant observé un exemple (2) remarquable chez une jeune fille de 17 ans. Pour Fuller, cette manifestation du rhumatisme est moins rare, et il en cite des exemples observés chez des enfants. Comme la pleurésie, la pneumonie survient souvent quand la maladie atteint en même temps le cœur, et elle peut alors aussi être double, se compliquer d'accidents cérébraux et revêtir

(1) Loc. cit., p. 425.
(2) Grisolle, Traité de la pneumonie, 2e édit., 1864 p. 173.

une extrême gravité. Fuller (1) rapporte l'histoire de
deux petites filles de 12 et 14 ans qui succombèrent à
des accidents de cette nature dans le cours d'un rhumatisme articulaire; un fait analogue, dû à M. Charcot et relatif à une jeune fille de 16 ans, est rapporté
par M. Ball (2) : ces trois malades présentèrent, dans
les derniers jours, un délire violent, et c'est peut-être
autant sur le compte des accidents cérébraux que sur
celui de l'inflammation pulmonaire qu'on doit mettre
la terminaison fatale; mais il n'en fut pas de même
dans le cas suivant qui nous a été communiqué par
notre ami M. le Dr Revilliod, médecin en chef de l'hôpital de Genève : il s'agit ici d'un enfant qui fut emporté, dans le cours d'un rhumatisme, par une péricardite et une pneumonie à peine arrivée à sa période
d'état, sans qu'aucun phénomène grave se soit montré
du côté des centres nerveux.

OBSERVATION XVII.

Communiquée par M. Revilliod.

Rhumatisme avec manifestations articulaires très-légères ; péricardite,
pneumonie double; mort, autopsie.

E..., âgé de 13 ans, entre à l'hôpital de Genève le 22 août 1872 dans
le service de M. Revilliod; cet enfant, berger à Cartigny, ouche
habituellement dans une écurie ; il a été pris, à ce qu'il raconte,
d'une rougeole au mois de février dernier, et depuis ce moment,
il éprouve de temps en temps des douleurs vagues dans les jambes ;
il y a quinze jours environ ces phénomènes se sont aggravés, mais
ce n'est que depuis trois ou quatre jours qu'E... a dû garder le lit;
il souffre actuellement dans les jarrets et dans les articulations des
doigts qui sont dans la demi-flexion ; les jointures sont rouges et
gonflées ; la respiration est courte, fréquente, plaintive et s'accompagne d'une toux sèche, sans expectoration ; l'enfant accuse un
point de côté à la région du cœur, et cette douleur est exaspérée par
la percussion ; l'auscultation de la poitrine fait constater des râles

<hr>

(1) Loc. cit., p. 204 et 218.
(2) Ball, du rhumatisme viscéral, thèse de concours, 1866, p. 57.

Picot.   5

crépitants à la base des deux poumons, et ces râles s'accompagnen
de souffle à la base du poumon gauche ; on entend au cœur un
bruit dur, râpeux aux deux temps avec maximum à la pointe, la
matité précordiale est étendue et s'étend au delà du bord droit du
sternum. La peau est couverte de sueurs, 110 pulsations.—Un vésicatoire à la région précordiale, chiendent avec bicarbonate de
soude, 4 grammes.

24 août. Les symptômes rationnels sont amendés, les phénomènes d'auscultation sont les mêmes, il y a du souffle à la base
du poumon droit.

Le 27. Matité à la base des deux poumons ; le bruit cardiaque
anormal est toujours très-marqué.

Le 28. 110 pulsations, la peau est chaude, soif vive, urine rare.
Dyspnée.—Teinture de digitale, 1 gramme ; le malade ne prend que
la moitié de sa potion.

Le 30. La dyspnée est augmentée, teint pâle, légèrement cyanosé,
sueurs profuses, extrémités froides, constipation, 67 pulsations.
— On supprime la digitale ; ventouses sèches, sinapismes, cognac,
lavement purgatif.

Le 31. Tous les symptômes se sont encore aggravés et l'enfant
succombe le 1er septembre à cinq heures du matin.

A l'autopsie, on ne trouve pas de liquide dans les plèvres, on
constate seulement quelques légères adhérences pleurales; les deux
poumons sont congestionnés et présentent un commencement d'hépatisation dans leurs lobes inférieurs ; le cœur est hypertrophié, ses
cavités et ses orifices ne présentent rien d'anormal ; le péricarde est
couvert à sa face interne de villosités blanches récentes qui font
adhérer ses deux feuillets dans toute leur étendue ; il ne renferme
pas de liquide.

La pneumonie rhumatismale ne présente heureu-
sement pas toujours une pareille gravité ; nous trouvons dans la thèse de M. Claisse l'histoire d'un petit
garçon de 8 ans qui fut pris, à la suite d'un rhumatisme articulaire, d'une endocardite et d'une broncho-
pneumonie, puis, quelques jours après, d'une pleurésie double et d'une péricardite ; il n'en quittait pas
moins l'hôpital le dix-huitième jour de son rhumatisme, remis de tous ces accidents, quoique conservant un bruit de souffle au cœur. M. Bouquerel rap-

porte une observation curieuse par la (1) multiplicité et la succession des phlegmasies des organes respira‑ toires chez une petite fille rhumatisante. Cette enfant, âgée de 14 ans, fut traitée, à l'hôpital Sainte-Eugénie, pour des douleurs articulaires qui se manifestèrent à trois reprises différentes dans l'espace de quelques mois ; elles s'accompagnèrent dans la première atta‑ que d'une péricardite et d'une pleurésie double ; dans la deuxième, d'une pneumonie du côté droit avec cra‑ chats rouillés, et, dans la troisième, d'une bronchite. L'enfant guérit, elle conservait seulement un peu de toux, lorsqu'elle quitta l'hôpital. Nous rapporterons encore un exemple de pneumonie rhumatismale qui s'est présenté au mois d'août de cette année, dans le service de M. Labric et dont nous devons la relation à notre ami M. Mancasch, qui nous remplaçait en ce mo‑ ment.

Observation XVIII.

Communiquée par M. Mancasch, externe des hôpitaux.

Rhumatisme articulaire très-léger, pneumonie le 3e jour, endocardite.

A... (Joseph), âgé de 7 ans, entre le 17 août 1872 à l'hôpital des Enfants, salle Saint-Jean, n° 35 ; il est malade depuis deux jours, a de la fièvre et se plaint de souffrir au niveau de l'articulation coxo-fémorale ; on provoque de la douleur en faisant fléchir la cuisse ; les autres jointures ne sont pas douloureuses.

18 août. Des douleurs se montrent dans les pieds et les genoux, on entend en outre du souffle vers le sommet du poumon gauche.

Le 17. A la visite du matin on entend toujours le même bruit pulmonaire ; c'est un véritable souffle tubaire, qui s'accompagne de résonnance de la voix ; il occupe la partie supérieure du poumon gauche, au niveau de la fosse sous-épineuse, et s'étend un peu au-dessous ; pas de bruit anormal au cœur ; les jointures sont toujours douloureuses, le genou droit est un peu tuméfié ; la fièvre est assez vive (temp. 38°6 le matin, 39° le soir).

(1) Loc. cit., p. 10.

Le 20. Les douleurs articulaires du membre inférieur gauche ont disparu ; la fièvre est tombée (temp. 37° matin et soir), on entend au sommet du poumon gauche une bouffée de râles crépitants de retour.

Le 21. On constate un bruit de souffle au premier temps du cœur, un peu de fièvre le soir ; les douleurs articulaires disparaissent rapidement ainsi que les symptômes pulmonaires qui n'ont duré que trois ou quatre jours.

Le 27. Il n'existe plus aucune douleur articulaire ; mais le souffle cardiaque persiste.

Le malade se lève le 31 août et quitte l'hôpital le 5 septembre. Il y rentre le 10 septembre pour une rougeole qui suit son cours normal ; il présente encore un léger souffle au cœur.

Dans ce cas, la pneumonie fut des plus bénignes et revêtit ce caractère de fugacité qu'on rencontre si souvent dans les affections rhumatismales.

On a quelquefois observé des cas de mort inopinée dans le rhumatisme à la suite d'accidents brusques de suffocation qui paraissent dus à une congestion pulmonaire survenue très-rapidement (1). M. Ball (2) rapporte un fait de cette nature relatif à une femme de 57 ans et qui lui a été communiqué par M. Charcot ; ces accidents peuvent se rencontrer également dans le jeune âge ; en voici un exemple remarquable recueilli l'année dernière dans le service de M. Labric.

OBSERVATION XIX.

Communiquée par M. Ducastel, interne des hôpitaux.

Rhumatisme articulaire, endopéricardite, congestion pulmonaire, survenant rapidement ; mort, autopsie.

M..., âgé de 11 ans et demi, entre le 15 juillet 1871 à l'hôpital des Enfants, salle Saint-Jean, n° 39. Cet enfant, bien qu'il jouisse habituellement d'une bonne santé, est d'une apparence un peu chétive et paraît anémique ; il a déjà souffert, il y a cinq ans, d'une taque de rhumatisme articulaire, pour laquelle il a gardé le lit

____

(1) Voir à ce sujet: Houdé, th. de Paris, 1861.
(2) Loc. cit., p. 61.

pendant trois mois ; il dit n'en avoir ressenti aucune suite, i
n'était pas essoufflé habituellement, on ne trouve aucune cicatrice
de ventouses sur son cœur ; il a été pris il y a quatre jours de
douleur dans le genou gauche, il souffre actuellement de cette articulation ainsi que du cou-de-pied, du poignet et de l'épaule gauches qui sont légèrement enflés ; pas de douleur dans les jointures
du côté droit ; à l'auscultation du cœur on constate un bruit de
souffle intense au premier temps, ayant son maximum à la pointe ;
celle-ci bat faiblement sur la ligne mamelonnaire au niveau du
cinquième espace intercostal ; rien d'anormal dans les poumons ;
pas de céphalalgie ; anorexie, langue blanche, un peu de constipation, 104 pulsations.

16 août au matin. Même état, pouls 104, temp. 37°8 (extrait d'o-
pium, 0,10) ; le soir, le malade est somnolent, il est couvert d'une
transpiration abondante, pas de changement dans l'état local ;
pouls 96.

Le 17. Les douleurs articulaires ont disparu, les bruits cardiaques sont sourds et la matité précordiale est assez étendue surtout
dans la direction de la ligne axillaire.

Le 18. Mêmes symptômes du côté du cœur, en entend quelques
râles dans la poitrine.

Le 19. Les battements cardiaques sont très-sourds, éloignés, on
trouve cependant toujours le bruit de souffle à la pointe,
le malade saigne du nez dans la journée, et le soir il présente
quelques râles fins à la base des deux poumons en arrière ;
pouls 104.

Le 20 au matin. Sa respiration est très-haletante et il rend des
crachats sanguinolents ; on contate de la matité à la percussion, à
la base des poumons, remontant plus haut à gauche qu'à droite,
et on entend dans toute leur étendue des râles crépitants humides
très-fins ; pas de souffle tubaire ; les bruits du cœur sont très-sourds,
120 pulsations, pouls petit, régulier. (Vésicatoire.) L'enfant meurt
à une heure après midi.

L'autopsie n'est pratiquée que le surlendemain à dix heures du
matin, la décomposition cadavérique nuit beaucoup à l'examen
des organes ; les poumons présentent de chaque côté des adhérences
pleurales et les deux plèvres renferment un peu de liquide ; le tissu
pulmonaire est très-fortement congestionné et laisse échapper à la
coupe un liquide sanguinolent ; il n'est hépatisé nulle part. Le
cœur est assez volumineux, le péricarde est adhérent dans toute
son étendue et contient de la sérosité ; l'endocarde présente la coloration cadavérique, les valvules aortiques sont peut-être un peu
épaissies, la valvule mitrale est couverte de végétations sur tout son
pourtour ; rien de particulier au cœur droit, les cavités cardiaques
renferment des caillots noirs, nombreux, peu fibrineux : les reins

sont violacés et congestionnés, surtout le gauche; le foie est dé-
composé.

Nous trouvons dans l'histoire de cet enfant de nombreuses analogies avec celle de la malade de M. Charcot: dans toutes deux, nous voyons des phénomènes de
congestion du côté des organes respiratoires survenir
très-rapidement dans le cours d'un rhumatisme articulaire peu intense, mais compliqué d'une affection cardiaque; ces accidents se manifestent, dans les deux cas, par
une expectoration sanglante et emportent le malade
dans un temps fort court. Nous croyons pouvoir rapprocher de ces faits le suivant rapporté par M. Roger(1):
Un petit garçon de 9 ans et demi fut pris d'un rhumatisme articulaire très-léger, mais qui se compliqua
d'une endocardite, puis d'une péricardite et d'une
pleurésie gauche; un mois après, ces accidents s'é-
taient amendés, lorsque l'enfant fut pris subitement
d'étouffement et mourut en quelques heures. L'autopsie ne fut pas faite. La mort fut-elle due à la formation
d'un caillot ou à une hyperémie pulmonaire analogue
à celle du malade de l'observation 19?

Enfin, pour terminer ce qui a trait aux complica-
tonsthoraciques dans le rhumatisme chez les enfants,
nous résumons l'observation suivante que nous trouvons dans la thèse de M. Fernet (2) et que cet auteur
donne comme un exemple d'hypercrinie rhumatismale
manifestée ici surtout sous forme d'œdème pulmonaire.

(1) Loc. cit., obs. 20.
(2) Fernet, Du rhumatisme aigu et de ses diverses manifestations. Thèses
de Paris, 1865.

Observation XX.

Communiquée par M. Lemaire ; thèse Fernet, p. 31.

G..., âgé de 11 ans et demi, entre le 4 novembre 1864, à l'hôpital des Enfants, dans le service de M. Bouvier ; il a souffert, il y a un an, d'un rhumatisme aigu généralisé, et, depuis ce moment, il a la respiration courte, il est sujet aux palpitations ; il y a quatre jours, à la suite d'un refroidissement, il a été pris d'une enflure qui s'est développée rapidement et s'est accompagnée d'une dyspnée extrême ; en même temps des douleurs ont apparu dans les deux genoux ; on constate actuellement une anasarque considérable, les genoux sont un peu gonflés et douloureux à la pression ; orthopnée, cris rauques, toux sèche, quinteuse, matité à la base des deux poumons, surtout à droite ; à l'auscultation, la respiration est si faible qu'on ne distingue presque rien, on trouve cependant quelques râles de bronchite disséminés et quelques râles sous-crépitants fins à la base des deux poumons ; palpitations cardiaques violentes, anxiété précordiale ; pouls très-fréquent, faible ; l'examen du cœur ne révèle rien d'anormal, il ne peut être fait d'une façon suffisante ; pas d'albuminurie ; on porte le diagnostic d'œdème pulmonaire aigu de nature rhumatismale, en raison des symptômes observés, et du rapide développement de la dyspnée dans le cours d'une anasarque. (Saignée 250 gr., vésicatoire ammoniacal, sinapismes, eau-de-vie allemande 15 gr.) La saignée soulage sensiblement la dyspnée : le sang n'est pas couenneux. Le soir, le malade se sent mieux, l'anasarque est notablement moins considérable ; on remarque sur la face quelques plaques nettes d'*érythème papuleux*. Le lendemain, mêmes symptômes, mais moins accusés, la nuit surtout est mauvaise ; dyspnée extrême, anxiété précordiale, battements cardiaques tumultueux, le pouls conserve encore une certaine force, la matité thoracique est augmentée à droite, l'anasarque n'a pas fait de progrès. On fait prendre au malade un vomitif qui ne produit pas d'effet ; mort, quelques instants après, le 6 novembre.

A l'autopsie, on constate une sugillation veineuse à la surface des corps, le péritoine renferme une sérosité sanguinolente, congestion passive des viscères abdominaux, épanchement séro-sanguinolent dans les deux plèvres, surtout dans celle du côté droit qui renferme près d'un demi-litre de liquide et quelques flocons albumino-fibrineux ; mucus spumeux dans les bronches ; les poumons sont lourds, quelques morceaux, détachés de la base, vont au fond de l'eau, ils ne présentent pas d'aspect granuleux et renferment une grande quantité de sérosité infiltrée. Le péricarde contient une petite quantité de sérosité sanguinolente ; les cavités du cœur renferment quelques caillots, pas de lésions aux orifices, sauf une coloration rouge, comme ecchymotique, d'une des valvules aortiques. Rien au cerveau; un peu d'épanchement séreux dans l'arachnoïde.

§ 4. — *Affections du système nerveux.*

Le système nerveux est, comme nous le disions plus haut, fréquemment le siége de manifestations rhumatismales dans le jeune âge. On observe quelquefois chez les enfants rhumatisants des complications cérébrales et spinales analogues à celles qui ont été décrites chez les adultes, mais chez eux la forme la plus commune du rhumatisme nerveux c'est la chorée ; et cette affection peut non-seulement se montrer sous forme isolée pendant ou après les douleurs articulaires mais encore accompagner les accidents du rhumatisme cérébral et du rhumatisme spinal dont elle n'est probablement elle-même qu'une manifestation. Cette facile apparition de convulsions choréiques sous l'influence du rhumatisme est, croyons-nous, un des traits caractéristiques de cette maladie chez les jeunes sujets et c'est ce que nous espérons démontrer dans ce chapitre.

A. *Rhumatisme cérébral.* - - Le rhumatisme cérébral ne paraît pas fréquent dans le jeune âge, M. Bouchut (1) déclare ne l'y avoir jamais rencontré et M. Claisse s'avance jusqu'à dire que cette terrible complication n'existe pas chez les enfants, ou tout au moins y est si rare qu'il n'a pu en trouver aucun exemple ; cependant si nous consultons le tableau des observations d'encéphalopathie rhumatismale réunies par M. Ball à la fin de sa thèse, nous en trouvons

(1) Traité des mal. de l'enf., p. 946.

trois au moins qui se rapportent à des sujets au-
dessous de 16 ans et nous avons pu en découvrir encore
plus d'une dizaine dans divers auteurs, sans compter
un cas observé cette année même dans le service de
M. Simon à l'hôpital des Enfants (obs. 23).

Ces faits étant généralement peu connus, nous
croyons devoir en publier intégralement ou résumer
ici la plupart, on verra en les lisant que les diverses
formes qu'on a cherché à établir dans le rhumatisme
cérébral peuvent se rencontrer presque toutes dès
l'enfance.

Quelquefois la manifestation encéphalique n'est
qu'un simple délire qui peut comme dans le cas suivant s'accompagner d'hallucinations.

OBSERVATION XXI.

Ardoin, Essai sur le rhumatisme, thèse Strasbourg, 1861, p. 11. (Résumée.)

M... (F.), âgé de 11 ans, est un enfant délicat, d'un tempérament
nerveux très-prononcé, il est sujet à la migraine. Son père et sa
mère sont rhumatisants depuis de longues années; le 10 février
1858, il est pris de douleurs très-vives avec gonflement dans le
cou-de-pied droit. Le 13, le genou droit est envahi. Le 18, le poignet et l'articulation scapulo-humérale deviennent à leur tour le
siége d'une tuméfaction et d'une douleur aiguës que les mouvements exaspèrent, fièvre. Trois jours après, l'enfant est pris tout à
coup d'une vive agitation, il crie, il veut se lever, il est pris de
délire et d'hallucinations, il demande avec instance et colère de la
soupe, on lui présente une tasse de tilleul qu'il accepte comme de
la soupe; il se calme aussitôt et s'endort. Le lendemain, il ne conserve aucune trace du trouble intellectuel de la veille; mais aussi
l'épaule gauche accuse la présence du rhumatisme, qui ne tarde
pas à apparaître aussi à la jambe droite, pour disparaître ensuite.
Aucun traitement perturbateur n'avait été employé. La médication
avait consisté dans des applications topiques et émollientes et des
révulsifs internes.

Nous avons dit que le délire s'observe très-rarement
dans le rhumatisme, aussi dans le cas que nous

venons de rapporter, croyons-nous devoir attribuer les accidents nerveux que présenta le petit malade plutôt à une action directe de la diathèse sur l'encéphale qu'à un simple délire sympathique.

M. Hallez (1) rapporte un fait curieux dans lequel un délire violent précéda chez une petite fille l'apparition de douleurs articulaires rhumatismales.

OBSERVATION XXII.
Thèse d'Hallez, p. 103.

Une jeune fille de 12 ans, qui, deux ans auparavant, avait eu une attaque de rhumatisme articulaire aigu, fut prise brusquement de fièvre, céphalalgie, délire violent. Cet état d'agitation persista le lendemain, le délire s'exagéra encore. M. Marrotte vit cette jeune fille avec M. Trousseau, et considéra ces phénomènes cérébraux comme pouvant se rattacher à l'affection rhumatismale. En sinapisant très-fortement les articulations, en mettant des sangsues aux apophyses mastoïdes, en appliquant un large vésicatoire entre les deux épaules, on détermina un appel fluxionnaire vers les jointures, le rhumatisme articulaire apparut, eut une marche aiguë, et son apparition coïncida avec la cessation des phénomènes nerveux.

Dans le fait suivant les accidents nerveux se manifestèrent deux jours après le début des douleurs articulaires; ils revêtirent une gravité bien plus grande que chez les malades des observations précédentes et amenèrent une terminaison fatale; l'action du rhumatisme paraît s'être portée non-seulement sur le cerveau mais encore sur la moelle ou ses enveloppes, comme semblerait l'indiquer l'opisthotonos présenté par le malade.

OBSERVATION XXIII.
Communiquée par M. Ziembicki, interne des hôpitaux.
Rhumatisme articulaire; le troisième jour, délire et opisthotonos; mort dans le coma le sixième jour. Autopsie.

C..... (Pierre), âgé de 10 ans, était depuis assez longtemps traité

(1) Hallez, Des localisations rhumatismales qui peuvent précéder la localisation articulaire. Thèses de Paris, 1870.

dans le service de M. le Dr Simon, à l'hôpital des Enfants-Malades, salle Saint-Joseph, n° 15, pour un impétigo, lorsque, le 26 février 1872, il fut pris d'une douleur au genou gauche, qui le força à s'aliter. Le lendemain, il souffrait encore dans la même articulation. — Cataplasme laudanisé, *loco dolenti.*

Le jour suivant, 28 février, on le trouve, à la visite du matin, en proie à une fièvre violente ; pouls 120, temp. 40,2 ; la face est très-injectée, le cou est couvert d'un pointillé rouge, analogue à un rash ; coryza, larmoiement, toux légère, pas d'angine. L'auscultation ne fait constater aucun phénomène anormal ; diarrhée, sueurs dans la nuit ; les symptômes se rapprochent de ceux du début d'une fièvre éruptive. Le soir, le pointillé rouge a disparu du cou, mais se montre sur la poitrine] ; sueurs, diarrhée, vomissements, toux légère, facies abattu, pouls 120, temp. 40,4.

Le 29. L'enfant a présenté toute la nuit un violent délire, cris, agitation, diarrhée abondante, aspect typhoïde, sécheresse des lèvres et des gencives ; langue sale, rouge sur les bords et à la pointe ; quelques râles dans la poitrine. Pouls 120, temp. 39,5. Le pointillé rouge a entièrement disparu ; le genou gauche est toujours douloureux, et les mouvements du cou paraissent un peu gênés. Le soir, agitation, carphologie. Pouls 120, temp. 40°. Les deux genoux sont douloureux, le cou raide, ses mouvements sont pénibles, les pupilles ont leur diamètre normal et sont sensibles à la lumière ; la sensibilité est conservée.

1er mars. Délire ataxique pendant la nuit ; le matin, la tête est renversée en arrière, la nuque et les masses musculaires du dos sont douloureuses, facies immobile, peut-être un peu de strabisme externe, les membres ne sont pas contracturés, la sensibilité est exagérée, la connaissance conservée, langue sèche, constipation, toux, râles abondants dans la poitrine ; le cœur ne présente rien d'anormal ; resp. 32, pouls 120, temp. 39,2. (Bains de vapeurs, 4 vésicatoires aux cuisses et aux mollets, 15 ventouses scarifiées dans le dos.) Le soir, amélioration légère : le cou est moins raide, les articulations des poignets sont douloureuses et tuméfiées ; hyperesthésie très-marquée de la peau. Pouls 140, temp. 37,2. — Lavement purgatif, sirop de codéine 20 gr.

Le 2. Le malade a dormi quelques heures au commencement de la nuit, il a été pris ensuite d'agitation et de déli re ; ces accident se sont calmés, puis ont reparu, et on constate le matin, à sept heures, un délire accompagné de mouvements convulsifs des globes oculaires et des membres supérieurs ; à neuf heures, le délire persiste, mais sans agitation, l'opisthotonos a diminué ; les genoux, les épaules, les coudes sont douloureux ; le rhumatisme paraît s'étendre sur les articulations, tandis que son action diminuerait sur l'encéphale et sur la moelle ; pouls 140, temps 40°. L'enfant montre sa langue, lorsqu'on le lui demande, elle est presque normale ; constipation, un peu de toux ; râles fins disséminés dans les poumons, bruits de cœur normaux ; facies plombé. (Bain de vapeurs, un vésicatoire dans le dos ; potion avec teinture de colchique, 15 gouttes, et sirop de codéine, 8 gr. ; ouate et taffetas gommé autour des jointures.) L'état du malade s'améliore, il transpire copieusement et dort ; mais, vers trois heures après midi, il tombe dans un état comateux, la connaissance et la sensibilité sont abolies, la respiration est suspirieuse, temp. 41°,4. L'enfant meurt dans cet état à sept heures après midi.

L'autopsie est pratiquée le surlendemain, et tous les organes y compris la moelle épinière sont examinés ; les seules lésions constatées sont de la congestion des poumons et des méninges, un caillot dans le sinus latéral droit, probablement agonique, et un peu de synovite dans les deux genoux.

Dans un fait rapporté par M. Bouillaud les manifestations encéphaliques survinrent un peu plus tard, mais elles n'en furent pas moins rapidement fatales.

OBSERVATION XXIV.

Bouillaud. Progrès médical, 1860, p. 683.

Une demoiselle de 10 à 11 ans, habitant rue de Rivoli, fut prise d'un rhumatisme articulaire aigu avec coïncidence des plus évidentes d'endo-péricardite ; des circonstances particulières ne me permirent pas de recourir aux émissions sanguines ; des vésicatoires, le sulfate de quinine furent les principaux moyens employés. La jeune personne était d'une sensibilité et d'une irritabilité excessives ; néanmoins, pendant une semaine environ, tout allait bien du côté du cœur et les jointures étaient presque entièrement dégagées ; mais, alors surviennent de l'agitation, du délire, puis de l'assoupissement, et la jeune malade succombe en deux ou trois jours.

Dans ce cas nous trouvons la coïncidence d'une endopéricardite ; le rhumatisme cérébral se montre en effet le plus souvent, lorsque la maladie articulaire est déjà compliquée d'une affection cardiaque ; chez deux petites malades de Fuller déjà citées (p. 71) la mort survint dans le cours d'un rhumatisme à la suite de manifestations délirantes qui dans un cas s'accompagnèrent de convulsions choréiques, on trouva à l'autopsie des lésions phlegmasiques des séreuses du cœur et du parenchyme pulmonaire ; dans l'observation de Geselle (obs. 9), nous avons vu un enfant succomber après avoir présenté des symptômes analogues, et l'examen nécroscopique faisait constater chez lui une inflammation aiguë du péricarde et du muscle cardiaque. Chez le malade de M. Simon (obs. 23) au contraire, les accidents nerveux furent avec les douleurs articulaires, les seules manifestations du rhumatisme ; nous avons vu que dans ce cas on ne trouva même pas à l'autopsie de lésions encéphaliques ou médullaires suffisantes pour expliquer la gravité des phénomènes observés pendant la vie ; cette absence de lésions apparentes du côté des centres nerveux a a été rencontrée fréquemment à la suite de l'encéphalopathie rhumatismale. D'autres fois cependant on a trouvé après la mort les lésions de la méningite aiguë. En voici un exemple observé sur une petite fille de 12 ans :

OBSERVATION XXV.

Th. Inman, Edinb. med. and. Surg. journ., 1845, t. LXIV, p. 311 (1).

Fille, 12 ans. 11 octobre. Exposition aux vicissitudes atmosphériques, frissons, douleurs dans les membres, au dos, surtout à la tête ; nausées, vomissements, puis face vultueuse, peau chaude et sèche, langue couverte d'un enduit blanc, pouls 120, constipation, soif vive, mauvais sommeil ; ni délire ni spasmes.

Le 19. Toux, respiration gênée, pouls fréquent, assoupissement, face congestionnée.

Le 28. Douleurs vives dans la cuisse et dans le genou droits avec tuméfaction.

2 novembre. Souffrance générale, inflammation des articulations, sensibilité le long du côlon descendant, tête fraîche.

(1) Citée par Gintrac. Cours de path. int., 1869, t. VIII, p. 78.

Le 3. Les deux membres et surtout les genoux sont affectés, les autres symptômes persistent.

Le 6. Pouls faible et filiforme puis fort et plein, langue humide sur les bords, membres moins sensibles. Le soir, irritabilité excessive, rougeur de la face, froid des pieds, pouls imperceptible, pupilles dilatées. Deux heures après, coma et mort le 7 novembre.

Autopsie. — L'arachnoïde de la face interne de la dure-mère est couverte d'un dépôt épais de lymphe évidemment récente; l'arachnoïde cérébrale n'est pas malade dans une aussi grande étendue, elle présente aussi des dépôts de lymphe; effusion considérable de sérosité dans la cavité arachnoïdienne; pie-mère transparente et de texture ordinaire. L'inflammation était surtout vive à la partie supérieure des deux hémisphères quoique existant dans les autres points. Cerveau sain ainsi que le péricarde; valvule tricuspide couverte de granulations ou d'excroissances récentes; petites taches blanches sur la base des valvules mitrales et aortiques; genou droit rempli d'une matière purulente tenace, épaisse et sa synoviale rugueuse mais non ulcérée ni même rouge.

M. Marrotte (1) a publié un fait analogue relatif à un jeune garçon de 16 ans.

Les observations que nous venons de rapporter appartiennent évidemment aux *formes* dites *délirantes* et *méningitiques* du rhumatisme cérébral; dans un des faits de Fuller nous avons trouvé des mouvements choréiques signalés en même que le délire : les convulsion de la danse de Saint-Guy se sont également montrées dans plusieurs autres cas d'encéphalopathie rhumatismale dont il nous reste à parler; faut-il admettre pour ces cas-là une *forme choréique* de la maladie? ce serait là, croyons-nous, une mauvaise dénomination, car les désordres de la motilité peuvent, comme nous le disions au début de ce chapitre, s'associer chez les enfants rhumatisants à des accidents nerveux divers, et nous les verrons accompagner les divers types du rhumatisme cérébral, tantôt les for-

(1) Gaz. des hôp., 1857, p. 473.

mes délirantes aiguës, tantôt cette forme plus chronique de la maladie qu'on a appelée la folie rhumatismale. M. Roger va jusqu'à considérer la chorée comme étant cliniquement l'accompagnement presque nécessaire du rhumatisme cérébral chez les jeunes sujets ; il n'a jamais vu celle-ci sans celle-là ; il cite ie cas (1) d'une petite fille de 12 ans qui fut atteinte d'un rhumatisme polyarticulaire compliqué d'une endopéricardite et d'une pleurésie double ; le quinzième jour de la maladie elle fut prise d'un délire fugace d'abord mais qui augmenta rapidement en intensité, devint persistant, s'accompagna d'hallucinations de la vue et au bout de cinq jours de mouvements choréiques de la main gauche, des yeux, puis de toute la face et du membre supérieur droit ; la malade succomba quatre jours après leur apparition et on trouva à l'autopsie une congestion très-prononcée des méninges cérébrales et des couches corticales de l'encéphale ; le liquide sous-arachnoïdien était très-abondant, sans exsudation plastique ; les méninges rachidiennes étaient légèrement hyperémiées ainsi que la moelle, cet organe ne présentait cependant dans sa texture aucune altération appréciable au microscope. Dans un autre cas (2) de M Roger les accidents du rhumatisme cérébral survinrent chez une petite fille de 10 ans qui était sujette depuis deux ans à la chorée ; dans le cours d'une de ses attaques elle fut prise de douleurs articulaires ; l'agitation choréique qui était déjà assez forte augmenta alors et s'accompagna d'un délire qui per-

(1) Loc. cit., obs. 28.
(2) Loc. cit., obs. 27.

sista pendant quatre ou cinq jours ; l'enfant commet-
tait des actes déraisonnables ; le cœur se prit, les
articulations se détuméfièrent, la chorée guérit quelque temps après ; mais, au moment où la malade
quitta l'hôpital, l'intelligence n'était pas redevenue ce
qu'elle était avant l'apparition des accidents cérébraux.

Trousseau (1) rapporte également quelques faits de
rhumatisme cérébral et de chorée se compliquant
mutuellement. Dans un cas, il s'agit d'une jeune fille
qui était atteinte d'un rhumatisme aigu généralisé
avec endocardite ; au bout de dix à quinze jours les
douleurs articulaires persistant encore, survint une
danse de Saint-Guy d'abord modérée mais qui bientôt s'accompagna de désordres musculaires épouvan-
tables, de délire et enfin d'accidents comateux qui
enlevèrent la malade le dix-septième jour. Dans un
autre fait du même auteur c'est aussi une petite fille
de 14 ans, non encore réglée, qui était atteinte en
même temps de douleurs articulaires, d'une endocardite et d'une chorée lorsqu'elle fut prise d'accidents
cérébraux caractérisés par de la stupeur, de la céphalalgie, du strabisme, de la dilatation pupillaire et un
ralentissement du pouls ; ces phénomènes durèrent
quatorze jours, la guérison fut complète. Nous avons
observé nous-même un cas analogue. Un jeune homme
traité dans le service de notre maître, M. le Dr Fauvel, à l'Hôtel-Dieu, fut pris dans le cours d'un rhumatisme articulaire aigu compliqué d'une affection
cardiaque, de convulsions choréiques, puis à plusieurs
reprises d'un délire violent ; bien que ce malade ne

(1) Trousseau, Clinique méd. Paris, 1868, 3e édit., t. II, p. 223 et 224.

fût plus un enfant (il avait 18 ans et demi), nous ne pouvons nous empêcher de donner ici la relation de ce fait qui nous frappa vivement :

OBSERVATION XXVI (1).

M..., garçon d'hôtel, âgé de 18 ans et demi, entre le 8 février 1870 à l'Hôtel-Dieu, salle Sainte-Madeleine, n° 14, service de M. le Dr Fauvel. C'est un garçon d'apparence assez chétive ; il a déjà souffert d'un rhumatisme articulaire à l'âge de 5 ou 6 ans, mais ne se souvient pas avoir jamais présenté jusqu'ici de manifestations choréiques ; dans sa famille, personne n'est à sa connaissance rhumatisant ou sujet à des accidents nerveux ; il a été pris, il y a huit jours, de douleurs qui se sont étendues aux deux genoux, au cou-de-pied droit et à la région lombaire. Depuis deux jours, ses deux avant-bras sont agités de mouvements désordonnés.

Le 9, à la visite du matin, les douleurs ne paraissent pas bien vives, il n'en existe pas dans les membres supérieurs qui sont en revanche le siége de convulsions choréiques manifestes, le malade ne peut les maintenir en place, il les plie et les fait mouvoir sans cesse ; on ne constate à l'auscultation aucun phénomène anormal du côté du poumon ou de la plèvre, mais on entend au cœur deux bruits de souffle, l'un au premier temps présente son maximum à la pointe, l'autre au second temps s'entend surtout à la base ; la matité précordiale n'est pas augmentée. Pouls fréquent, urines rouges et sédimenteuses ne contenant pas d'albumine, langue saburrale.—Un émeto-cathartique, tartre stibié, 5 cent.; sulfate de soude, 30 gr.; un vésicatoire à la région précordiale.

Le 10 au matin, le malade, dont l'intelligence avait été jusqu'alors complète, est en proie à un délire violent ; pupilles dilatées, pouls 120, peau marbrée, la respiration se fait mal. (Poudre de digitale, 15 centig.; calomel, 30 centig. en huit doses ; valérianate d'ammoniaque, 3 gr. en potion; frictions mercurielles sur le cuir chevelu.) Le soir, même état, mouvements désordonnés du bras droit.

Le 11. Nuit plus calme ; le malade a rendu ses matières dans son lit, l'intelligence paraît cependant revenue en partie ; les mouvements choréiques persistent. Pouls 108. Mêmes prescriptions. Le soir, nouveau délire.

Le 12. Amélioration ; la fièvre est diminuée. Pouls 96 ; mais l'agitation désordonnée des membres supérieurs a plutôt augmenté. On suspend le calomel.

(1) Nous avons déjà publié cette observation dans la Gazette des hôpitaux, 1870, p. 181 .

Picot.

6

Le 13. Pouls 80, l'intelligence ne paraît pas entièrement revenue, face grimaçante.

Le 14. Les mouvements choréiques ont diminué, les douleurs articulaires sont intenses, on entend toujours le double souffle cardiaque.

Le 15. Pas de délire ni de mouvements désordonnés; le poignet droit est tuméfié et douloureux: On suspend les frictions mercurielles; les jours suivants rien de particulier.

Le 18. La tuméfaction de la main a disparu, le malade a été repris dans la nuit d'un délire violent, les mouvements choréiques se montrent de nouveau ; pouls 92. — Frictions mercurielles; calomel, 3 centig. en trois doses; hydrate de chloral, 3 gr.

Le 16. Même état, grimace, agitation des membres supérieurs, pupilles dilatées; on a dû attacher le malade ; pouls 92, constipation, ventre ballonné. Eau-de-vie allemande, 10 gr. Le soir, le délire persiste; pouls 100.

Le 20. Le malade a été purgé convenablement; l'intelligence est plus libre, pupilles moins dilatées, mais les mouvements choréiques persistent dans les muscles de la face et des membres supérieurs; la main droite est encore un peu douloureuse; pouls 88. Mêmes prescriptions. Le soir, pouls 84.

Le 21. La douleur de la main a disparu, l'amélioration continue; pouls 84 matin et soir.

Le 22. Il persiste encore un peu de douleurs dans les membres inférieurs et d'agitation dans les supérieurs. Frictions mercurielles suspendues.

Le 23. Nouveau délire ; pouls 88. Lavement purgatif, la dose de chloral est portée à 4 gr.

Le 25. Le malade est plus calme bien que l'agitation n'ait pas entièrement disparu et que le cerveau ne paraisse pas encore tout à fait libre. Le chloral est supprimé, le malade prend plusieurs jours de suite des pilules purgatives. L'intelligence s'améliore les jours suivants et redevient complète, les mouvements choréiques cessent, il n'en persiste plus de trace le 3 mars. Au moment où le malade quitte l'hôpital, il ne conserve comme trace de son rhumatisme qu'un bruit d'insuffisance aortique.

Nous rapportons encore ici l'histoire d'une petite fille observée par le Dr Baker Brown ; elle fut prise de douleurs articulaires, d'une chorée intense accompagnée de phénomènes généraux graves et mourut dans le coma. L'autopsie démontra l'existence d'une méningite cérébrale.

Observation XXVII.
Baker Brown, Lancet, 1862, t. II, p. 520. (Résumée.)

Une petite fille de 9 ans, délicate, souffrait depus quatre jours d'un état fébrile accompagné de phénomène de gastricisme, lorsque, le 22 septembre, elle fut prise d'une douleur dans le pied droit, elle était en même temps très-agitée et se plaignait de souffrir partout. Le lendemain 23, après une nuit sans sommeil, elle présentait des douleurs et du gonflement dans les pieds, les hanches puis dans les genoux, et paraissait être dans une grande anxiété.

Le 24. Les articulations des membres inférieurs étaient moins douloureuses mais celles des membres supérieurs étaient prises.

Le 25. La nuit avait été meilleure que les précédentes, mais les muscles intercostaux étaient pris. Le soir, respiration pénible ; rien d'anormal au cœur et aux poumons.

Le 26 et le 27. Douleur dans la poitrine et l'abdomen.

Le 28. Fièvre vive.

Le 29. La malade est enveloppée dans un drap chaud et humid et prend une potion à la chlorodyne à quatre heures du matin ; à neuf heures, son état a subi un changement merveilleux, plus de douleurs rhumatismales, mais des symptômes de chorée se manifestent et le soir les mouvements convulsifs sont généralisés aux bras, aux jambes et aux muscles du tronc, la malade est très-agitée mais conserve toute sa connaissance.

Le 30. Même état, sans rémission.

1er octobre. Nuit très-agitée, pupilles dilatées, les mêmes symptômes persistent les jours suivants avec une courte rémission.

Le 4. La chorée paraît améliorée, les mouvements désordonnés sont limités à la jambe droite ; pendant la nuit percent les deux incisives inférieures.

Le 5. Le calme est complet, la chorée a entièrement disparu ; la malade, quoique très-faible, parle, sourit. Le soir elle paraît épuisée, respiration stertoreuse, pouls petit et rapide, pieds froids.

Le 9. Changement considérable, l'intestin paraît souffrant, selles analogues à de la sauce de fenouil ; l'enfant est raide et sans connaissance, la respiration est stertoreuse ; mort le 10 au matin.

Autopsie vingt-huit heures après la mort. — On éprouve quelques difficultés à séparer la dure-mère de l'arachnoïde, ces deux membranes son complétement adhérentes et agglutinées par de la lymphe inflammatoire au niveau du sommet de la tête et vers la jonction de l'occipital et du pariétal de chaque côté de la ligne médiane ; l'arachnoïde surtout à gauche présente une coloration cramoisie brillante, les veines et les sinus sont congestionnés, le cerveau est énorme pour un enfant si jeune, il est très-mou, les plexus choroïdiens sont fortement injectés ; le péricarde renferme un peu de sérosité; le cœur, les poumons et les reins ne présentent pas d'altération; le foie est très-gros et granuleux; on trouve dans les intestins des invaginations qui paraissent de date récente.

Nous regrettons que dans la relation de ce fait intéressant les détails sur les derniers jours de la malade ne soient pas plus circonstanciés et que l'examen des méninges rachidiennes et de la moelle n'ait pas été fait. Le docteur Baker Brown se contente de dire qu'on aurait trouvé dans ces organes les mêmes lésions que celles rencontrées dans le cerveau et ses enveloppes.

Nous avons dit que la coïncidence des mouvements choréiques avec les manifestations du rhumatisme cérébral devait être considérée comme propre à l'enfance; en effet, dans cinquante-deux exemples d'encéphalopathie rhumatismale aiguë, rassemblés par M. Ball et observés chez des sujets de tout âge, les convulsions choréiques ne sont notées que chez deux malades seulement, ils avaient 14 (1) et 19 ans (2), et dans un résumé emprunté à M. Giraud (3), de 167 cas de la même affection, nous n'en trouvons qu'un seul nouveau, celui de notre observation 26, dans lequel les manifestations de la danse de St-Guy soient signalées; ainsi, sur un nombre aussi considérable de cas, la chorée n'est notée que trois fois; une fois c'était chez un enfant, et dans les deux autres cas il s'agissait de jeunes gens de 18 à 19 ans. Si nous comparons à ces chiffres ceux que nous avons pu rassembler et qui sont relatifs à des sujets de 15 ans et au-dessous, nous trouvons que chez ces derniers, sur quatorze cas de rhumatisme cérébral, il y en eut cinq dans lesquels

(1) Cas de Fuller, déjà cité, p. 71.
(2) Lancet, mars 1859.
(3) Giraud, Du délire dans le rhumat. art. aigu. Thèses de Paris, 1872.

on signala en même temps les convulsions de la danse
de St-Guy, sans compter un des faits de Trousseau
relatif à une jeune fille dont l'âge n'est pas indiqué
exactement ; ces chiffres prouvent assez que le jeune
âge est une condition essentielle pour l'apparition de
la chorée chez les sujets dont le système nerveux est
envahi par le rhumatisme. Nous ne pouvons cependant pas admettre avec M. Roger que la chorée soit
l'accompagnement pour ainsi dire obligé du rhumatisme cérébral chez les enfants, puisque sa présence
n'est pas notée dans près des deux tiers des cas.

Nous avons déjà mentionné cette forme du rhumatisme cérébral que Griesinger a appelé la *forme prolongée de l'encéphalopathie rhumatismale*, et M. Mesnet la *folie rhumatismale ;* on voit quelquefois, à la
suite ou dans le cours d'une attaque de douleurs articulaires, survenir une perturbation plus ou moins
profonde de l'intelligence qui se prolonge un temps
variable et prend même, dans certains cas, les caractères de l'aliénation mentale ; ces troubles intellectuels peuvent s'accompagner d'agitation choréique,
Burrows, Griesinger et M. Mesnet en ont observé des
exemples (1). Cette forme de rhumatisme cérébral
s'observe très-rarement dans l'enfance ; nous en avons
trouvé dans les auteurs deux cas relatifs à des individus de 16 ans, l'un est dû à Burrows (2), il s'agit d'une
jeune fille qui, dans le cours d'un rhumatisme subaigu,
sans endocardite, fut prise d'agitation choréiforme

(1) Nous trouvons mentionnés dans les thèses de MM. Ball et Giraud
trois cas dans lesquels la chorée coïncida avec la folie rhumatismale. Deux
d'entre eux sont dus à Burrows ; ils sont relatifs à des sujets de 16 et 24 ans ;
le troisième, relatif à un jeune homme de 23 ans, est dû à M. Mesnet (Arch.
de méd., 1855).

(2) Disorder oï cerebral circulation, p. 196, et thèse de Giraud, p. 87.

des bras et des jambes en même temps que d'un état
intellectuel singulier, elle parlait d'autre chose lorsqu'on lui adressait une question; ce désordre mental
dégénéra en délire et persista quelque temps après la
disparition des douleurs articulaires et de la chorée.
L'autre cas, rapporté par M. Oulié (1), est relatif à un
jeune garçon traité dans le service de Bouley pour
un rhumatisme articulaire assez intense qui se compliqua d'une phlegmasie cardiaque et d'une pleurésie
puis d'un violent délire; au bout de quatre jours, les
accidents cérébraux se continuèrent en offrant plus
particulièrement le type maniaque, le malade avait
des hallucinations, ses pupilles étaient dilatées, ses
yeux hagards, il refusait de parler et pleurait sans
motif; cet état se prolongea avec quelques rémissions
pendant plusieurs semaines après la cessation des
douleurs articulaires.

Le seul exemple de folie rhumatismale observé chez
des sujets plus jeunes que nous avons pu découvrir,
appartient à Rosenthal, et encore est-il relatif à un
individu de 15 ans; le désordre de l'intelligence revêtit dans ce cas la forme mélancolique. Cette observation est également intéressante par le fait que le malade qui en fut le sujet présenta pendant quelque
temps une absence complète de réaction musculaire
sous l'influence des courants électriques.

Observation XXIII.

n Rosenthal, Handbuch der Diagnostic und Therapie der Nervenkrankheiten.
Erlangen, 1870, p. 97. (Résumée.)

Un apprenti âgé de 15 ans fut pris d'un rhumatisme articulaire qui débuta par le pied gauche et les doigts, et envahit

(1) Oulié, Du rhumatisme cérébral, Thèses de Paris, 1868, p. 42, recueillie
par M. Droin.

successivement presque toutes les articulations ; le cœur fut également atteint Vers la fin de la seconde semaine, la malade devint mélancolique, manifesta la crainte de la mort, et refusa de manger; cet état persista sans délire plusieurs semaines après la guérison des douleurs dans les jointures. Lorsque le malade se mit à marcher, Rosenthal rechercha comment se comportaient sa peau et ses muscles sous l'influence des courants électriques, et observa alors qu'en appliquant les électrodes mouillés sur les troncs nerveux ou les masses musculaires aux extrémités supérieures et inférieures, les muscles ne se contractaient pas, et le malade ne ressentait rien ; lorsque celui-ci prenait les réophores dans ses mains, il n'éprouvait aucune sensation ni aucune secousse; cette absence de réaction se prolongea quelques jours en restant stationnaire, puis diminua progressivement, et disparut au bout d'un mois; le malade guérit entièrement des accidents cérébraux de son rhumatisme, il ne garda de celui-ci qu'un bruit de souffle au cœur.

Faut-il rapprocher des faits précédents ceux dans lesquels une chorée survenue sous l'influence du rhumatisme s'accompagne de troubles intellectuels et d'hallucinations? M. Thore (1), de Sceaux, a vu une jeune fille de 14 ans qui, à la suite d'un rhumatisme articulaire qui en était à sa seconde attaque et qui se compliqua d'une pleurésie double, fut prise d'une danse de St-Guy et d'hallucinations pendant trois ou quatre semaines (2). Il n'est pas très-rare que des désordres dans l'état mental, et particulièrement des hallucinations se manifestent chez des individus atteints de chorée (3), et comme nous n'oserions affirmer

(1) Thore, Annales médico-psychologiques, mars, 1865.

(2) Notre excellent ami et collègue M. Rendu, auquel nous sommes déjà redevable de plusieurs observations intéressantes insérées dans ce travail, nous a communiqué un fait analogue qu'il a observé en 1866, à l'hôpital Necker, dans le service de Bouley; il s'agissait d'un jeune homme de 17 ans, qui était atteint d'une chorée consécutive à un rhumatisme ; cette affection était compliquée d'un état mélancolique, le malade paraissait triste, pleurait à chaque instant, et croyait que ses voisins en voulaient à sa vie ; ces phénomènes disparurent au bout de trois semaines, à la suite d'un traitement par les toniques et le valérianate de quinine.

(3) Voir en particulier : Marcé, De l'état mental dans la chorée, Mém. de l'Acad. de méd., 1860.

que ces accidents ne surviennent que lorsque cette dernière affection est d'origine rhumatismale, ce n'est qu'avec toute réserve que nous mentionnons ici le fait de M. Thore. Nous devons cependant ajouter que les faits observés par Burrows et par M. Mesnet démontrent d'une façon évidente l'affinité qui existe entre la chorée et la folie rhumatismale.

La *forme apoplectique* du rhumatisme cérébral est, comme la précédente, fort rare dans l'enfance ; le seul exemple incontestable que nous en connaissions est rapporté par Scudamore (1) ; une jeune fille de 15 ans, très-délicate, fut prise, le quinzième jour d'un rhumatisme aigu très-fébrile, d'une céphalalgie soudaine puis de coma ; elle succomba au bout de vingt-quatre heures. L'autopsie fit constater un épanchement considérable de sérosité entre l'arachnoïde et la pie-mère.

Quelle part faut-il faire à l'action du rhumatisme sur l'encéphale dans le fait suivant observé par M. Roger (2)? Une petite fille de 7 à 8 ans fut prise brusquement, le quinzième jour d'une attaque rhumatismale, d'une hémiplégie étendue à tout le côté gauche en même temps que de mouvements choréiques généralisés ; la chorée fut intense, l'intelligence s'affaiblit considérablement et le visage prit une expression stupide ; la chorée fut traitée par le tartre stibié et guérit en six semaines, mais la paralysie persista quinze jours de plus, elle disparut enfin ; l'enfant resta sujette à de fréquentes atteintes de rhumatisme et de chorée qui ne s'accompagnèrent plus d'accidents paralytiques. Trousseau (3) cite comme exemple d'apoplexie

(1) Scudamore, on Rheumatism., London, 1827, p. 265, cité par M. Ball
(2) Loc. cit., obs. 12.
(3) Loc. cit., t. II, p. 780.

rhumatismale le fait d'une jeune fille qui entrait à l'hôpital avec une rachialgie intense accompagnée de paraplégie; ces accidents cessèrent le quatrième jour à la suite d'une application de ventouses, mais furent remplacées par une hémiplégie et une amaurose, qui deux jours après disparaissaient à leur tour, tandis que les articulations devenaient douloureuses.

Pour terminer ce sujet, disons quelques mots du pronostic du rhumatisme cérébral. Cette affection serait, suivant M. Roger, moins grave chez les enfants que chez les adultes; lorsque l'action du rhumatisme sur les centres nerveux ne se manifeste que par un délire précédé ou accompagné de mouvements choréiques, l'issue peut être favorable; nous avons vu néanmoins, par les faits de Trousseau et de M. Roger lui-même, que même dans ces cas-là la terminaison fatale n'est pas rare; elle devient presque la règle lorsque l'encéphalopathie rhumatismale aiguë revêt les mêmes formes que chez l'adulte.

B. *Rhumatisme spinal.* — Le rhumatisme spinal est une affection rare, et il faut être sévère dans l'appréciation des exemples qui en ont été donnés, car, comme le fait remarquer M. Ball, il s'agit d'une question qui n'est pas encore tranchée et qui, pour être élucidée, demande de nouvelles recherches; cependant nous croyons avoir trouvé dans les auteurs quelques faits relatifs à des enfants et dans lesquels l'action du rhumatisme sur la moelle et ses enveloppes était incontestable, et nous allons rapporter une observation inédite de paraplégie compliquée de chorée (obs. 29), dans laquelle l'influence de la diathèse était non moins évidente.

Grisolle (1) a vu, en 1836, une paraplégie paraître et disparaître en quelques jours chez une jeune fille qui était atteinte d'un rhumatisme très-mobile; rien ne put lui faire penser que l'hystérie eût la moindre part à cet accident.

Dans le fait de Trousseau que nous rapportions tout à l'heure, c'était une rachialgie accompagnée d'une paraplégie qui signalait chez une jeune fille le début d'un rhumatisme. M. Bouchut (2) dit avoir vu une fois chez un enfant cette maladie passer des jointures aux enveloppes de la moelle et déterminer une paraplégie passagère. Nous avons pu au commencement de cette année observer, dans le service de M. Labric, un petit malade qui était depuis quelques semaines à l'hôpital où il était entré pour une paraplégie; le début de cette affection s'était accompagné de douleurs dans les articulations, d'une chorée et d'une endocardite qui persistait encore; voici la relation de ce fait intéressant que nous devons pour la plus grande partie à notre excellent collègue et ami M. Ducastel, qui observa le malade jusqu'au 1er janvier.

OBSERVATION XXIX.

Rhumatisme articulaire avec endocardite, chorée et paraplégie incomplète ; guérison.

C... (Nestor), âgé de 9 ans, entre, le 24 novembre 1871, à l'hôpital des Enfants, salle Saint-Jean, n° 46, dans le service de M. le Dr Labric. Le père de cet enfant est asthmatique, sa mère a toujours joui d'une bonne santé, ses deux sœurs sont sujettes aux palpitations de cœur, mais n'ont jamais souffert de douleurs rhumatismales, ni de chorée; lui-même, avant ces derniers temps, n'en avait jamais ressenti d'atteintes. Il y a quinze jours environ, il fut pris de douleurs dans les genoux et de batte-

(1) Pathologie interne, Paris, 1865, 9e édition, t. II, p. 794.
(2) Loc. cit. p. 946.

ments de cœur; on le conduisit, il y a une semaine, à la consultation de l'hôpital des Enfants; il présentait, à ce moment, un
grand affaiblissement des membres inférieures, et était agité de
mouvements désordonnés; le diagnostic de chorée fut porté; ces
symptômes s'aggravèrent, et lorsque l'enfant entra à l'hôpital, on
dut l'y porter. On ne constate pas actuellement de douleur ni de
gonflement dans les genoux, mais l'articulation coxo-fémorale
droite est douloureuse à la pression; les lèvres, les joues, la langue sont animées de mouvements choréiques, la parole est difficile,
traînante, bien que le voile du palais ne soit pas paralysé; les
membres supérieurs ne sont pas le siége de désordres dans la
motilité, le malade peut porter son verre à sa bouche sans ren-
verser le liquide, mais il n'est pas en état de manger seul; les
membres inférieurs ne présentent pas non plus de phénomènes
choréiques; ils sont très-affaiblis et sont incapables de supporter
le poids du corps; leur sensibilité est conservée. Quand l'enfant est
assis, on observe un tremblement continuel de sa tête; léger
strabisme; l'auscultation ne révèle rien d'anormal dans le poumon, mais fait entendre à la pointe du cœur un bruit de souffle
doux à chaque temps; le malade ne se plaint pas de céphalalgie;
pas de vomissements, mais peu d'appétit, pouls régulier, 92 pulsations. M. Labric institue le traitement de la chorée par le tartre
stibié, et l'enfant prend, les 25, 26 et 27 novembre, une première
série d'émétique aux doses croissantes de gr. 0,10, 0,20 et 0,30,
qu'il supporte bien.

Le 28, les mouvements choréiques de la face ont un peu diminué; le strabisme a disparu, mais le tremblement de la tête existe
encore; on entend toujours le double souffle cardiaque; le 29
l'enfant commence à pouvoir se soutenir sur ses jambes, pouls
100; les 1, 2 et 3 décembre, nouvelle série de tartre stibié; le
malade vomit un peu le second jour, mais le troisième, il supporte g. 0,40 d'émétique sans accident; on constate, ce jour-là, une
diminution dans l'intensité des convulsions choréiques de la face
et de la langue, la parole est plus facile; le tremblement de la
tête persiste; la douleur de l'articulation coxo-fémorale a dis-
disparu; les jours suivants, le tremblement de la tête diminue, et
le malade se soutient mieux sur ses jambes; le 7, il fait le tour
de son lit en s'y accrochant sans avoir besoin de personne comme
auparavant; il ne peut cependant encore manger seul. Le 7, le 8
et le 9, troisième série de tartre stibié; le 12, les mouvements
choréiques de la face et de la langue ont presque disparu; la parole est normale, le tremblement de la tête est très-faible; il est
disparu le 15; les mouvements des membres inférieurs deviennent
de plus en plus faciles : le malade ne peut cependant marcher
qu'en s'appuyant à son lit et est incapable d'y remonter seul; les

bruits anormaux du cœur s'entendent toujours et sont très-doux. Le 19, on constate un gonflement du poignet et des doigts de la main gauche, pouls, 120 ; les bruits du cœur n'ont pas subi de modification ; les 19, 20 et 21, nouvelle série de tartre stibié de 0,10 à 0,30. Le 21, le gonflement de la main a disparu ; le 23 et le 24, badigeonnage de teinture d'iode le long de la colonne vertébrale, afin d'agir sur la paraplégie ; les 25, 26 et 27, nouvelle série de tartre stibié ; l'enfant vomit le troisième jour ; il marche moins bien que les jours précédents, on doit le soutenir un peu ; dans les premiers jours de janvier, il est pris d'une fièvre assez vive, et les accidents cardiaques s'aggravent ; l'endocarde paraît repris d'une inflammation aiguë ; les parties inférieures du corps s'œdématient. (Teinture de digitale, 30 gouttes ; sp. de morphine, 15 g.) Les accidents s'améliorent cependant assez vite, et le 15 janvier, l'enfant n'est plus enflé ; mais ses membres inférieurs sont extrêmement affaiblis ; le 26, il ne peut encore marcher qu'en se tenant à son lit ; mais, à partir du 30, il fait des progrès rapides et arrive à faire plusieurs pas sans aucun soutien ; à la fin de février, les bruits de souffle cardiaques sont fort diminués en intensité ; l'enfant marche facilement, il fait, à ce moment, une cure de bains sulfureux, sa convalescence fait des progrès rapides, et au mois de mai il peut être considéré comme entièrement guéri ; il reste néanmoins en observation quelque temps et quitte enfin l'hôpital le 29 août sans avoir présenté d'accidents nouveaux.

Nous voyons dans cette observation la chorée se manifester chez un enfant en même temps qu'un rhumatisme spinal, comme nous l'avons vu plus haut, accompagner chez de jeunes sujets le rhumatisme cérébral ; à côté de ce fait, nous pourrions en rapporter d'autres empruntés à divers auteurs et relatifs également à des enfants qui succombèrent après avoir présenté les manifestations de la chorée associées à celles du rhumatisme et chez lesquels l'autopsie fit constater des lésions de la moelle et de ses enveloppes ; mais nons préférons, pour éviter les redites, exposer ces faits lorsque nous discuterons la question de la pathogénie de la chorée rhumatismale.

Dans d'autres cas attribués au rhumatisme spinal, l'influence de la diathèse sur la moelle nous paraît moins certaine; dans le fait suivant qui n'est peut-être relatif qu'à une simple paraplégie *à frigore*, les accidents paralytiques s'accompagnèrent cependant de quelques douleurs dans les jointures, aussi l'auteur, M. Dumont (1), intitule-t-il cette observation méningite rachidienne rhumatismale; nous lui en laissons toute la responsabilité.

OBSERVATION XXX.

Thèse de Dumont, p. 21. (Résumée.)

Un jeune garçon de 14 à 15 ans passe une nuit dans les champs et s'endort sur le gazon mouillé; au réveil, il ressent de la douleur le long de la colonne vertébrale et dans quelques jointures, faiblesse et fourmillements dans les jambes, rétention d'urine; il entre à l'Hôtel-Dieu, où on constate l'existence d'une paraplégie incomplète et d'une paralysie de la vessie et du rectum. (Ventouses scarifiées, vésicatoires, douches de vapeur sur le rachis.) La guérison fut rapide.

West (2) rapporte l'histoire d'un petit garçon de 4 à 5 ans qui, après quelques jours d'une maladie mal définie, fut pris d'une raideur extrême et de douleurs dans la région cervicale; bien que ces symptômes présentassent des rémissions dans leur intensité, on craignait une affection médullaire grave, aussi fut-on très-surpris de voir les accidents disparaître à la suite d'une application de quatre sangsues derrière le cou; quoique West n'ait pas noté dans ce cas l'existence de manifestations articulaires ou cardiaques, il est disposé à attribuer les phénomènes présentés par le petit malade au rhumatisme, il n'est cependant pas absolument affirmatif sur ce point et nous croyons devoir imiter sa réserve.

(1) Dumont, Des affections qui accompagnent le rhumatisme aigu et de celles qui le suivent. Thèses de Paris, 1859.
(2) Loc. cit., p. 166.

C. *Chorée rhumatismale*. — Bien que la coïncidence du rhumatisme avec la danse de St-Guy ait été signalée depuis longtemps, ce n'est que depuis une vingtaine d'années, c'est-à-dire à partir de la publication du mémoire de M. Germain Sée sur la chorée (1), qu'en France du moins on a commencé à admettre l'existence d'une chorée rhumatismale; cette opinion rencontra même au début une grande opposition, mais l'attention une fois éveillée sur ce point, les faits se sont rapidement multipliés, et nous croyons qu'à l'heure qu'il est aucun esprit impartial ne peut se refuser à accepter que, dans certains cas au moins, la chorée est une des manifestations du rhumatisme ; c'est chez les enfants surtout qu'il est facile de vérifier l'exactitude de cette proposition, et chaque année à l'hôpital de la rue de Sèvres on peut observer des cas nombreux où la relation des deux maladies paraît évidente ; nous avons pu en recueillir une dizaine d'exemples en moins d'une année dans cet établissement.

Stoll (2), Bouteille (3), Sauvages (4) avaient vu des cas de coïncidence des deux affections ; le rhumatisme était signalé en Angleterre comme pouvant être une cause de chorée, dès 1802, dans les Essais de médecine pratique de l'hôpital de Guy, et plus tard Copland (5), Bright (6), puis Babington (7), Hughes (8), Begbie (9),

---

(1) G. Sée, mémoires de l'Acad. de méd., 1850, t. XV, p. 373.
(2) Stoll, Méd. prat., traduite par Mahon, chap. 6, p. 36.
(3) Bouteille, Traité de la chorée, ou danse de Saint-Guy. Paris, 1810.
(4) Cité par Bouteille.
(5) Copland, London med. repository, 1821, t. XV.
(6) Bright, Med. chir. transact. London, 1839.
(7) Babington, Guy's hospital reports, 1841, 1re série, t. VI, p. 411.
(8) Hughes, ibid, 1846, 2e série, t. IV, p. 360.
(9) Begbie, Monthly journ. of. medic. sc., april 1847.

Gabb (1) et Senhouse Kirkes (2) faisaient connaître des
faits qui mettaient hors de doute l'affinité qui règne
entre les deux maladies; cette relation fut établie pour
la première fois en France par les travaux de M. G. Sée
et de M. Botrel (3); Trousseau (4) vint corroborer leur
opinion de son autorité et rapporta dans sa Clinique
médicale quelques faits à l'appui; enfin, M. Roger pu-
blia dans les Archives générales de médecine (1866-
1868) le mémoire que nous avons déjà eu si souvent
l'occasion de citer sur la chorée, le rhumatisme et les
affections du cœur; dans ce travail, le savant médecin
de l'hôpital des Enfants rapporte soixante-onze observations de faits dans lesquels la chorée coïncidait ou
alternait avec le rhumatisme articulaire ou une affection cardiaque; il y confirme les opinions de M. Sée,
il va même jusqu'à ériger en loi la notion clinique
de la coïncidence des affections du cœur et de la chorée
qui, pour lui, ne sont toutes deux, lorsqu'elles s'accompagnent ou se suivent, que des manifestations du
rhumatisme. On comprend que dans ce travail, fondé
sur un nombre aussi considérable de faits que l'auteur
a presque tous observés lui-même, la question des relations de la chorée et du rhumatisme soit traitée au
point de vue clinique sous toutes ses faces; en effet,
dans quarante-neuf exemples (5) de coïncidence des

(1) Gabb, Prov. med. and surg. journ.. 1848.
(2) S. Kirkes, London med. gaz., t. XI, 1850.
(3) Botrel, De la chorée considérée comme affect. rhumat., Thèses de
Paris, 1850.
(4) Trousseau, loc. cit., t. II, p. 222.
(5) Nous avons emprunté ces faits aux travaux déjà cités de Bright, Hughes,
Begbie, Sée, Botrel, Trousseau, Baker-Brown, Thore, Meigs et Pepper,
Bouquerel et aux suivants :
Guersant père, Union médicale, 1847, p. 339.
Gigot (de Levroux). Gaz. des hôpit., 1853, p. 313.
Moynier, De la chorée. Thèses de Paris, 1855.

deux affe.tions, que nous avons trouvés dans d'autres
écrivains et qui concernent, comme ceux de M. Roger,
des sujets de 15 ans et au-dessous, les seuls dont nous
ayons à nous occuper ici et en même temps les plus
nombreux, nous n'avons trouvé, pas plus que dans
les observations recueillies cette année à l'hôpital des
Enfants, rien qui vînt infirmer les conclusions de
M. Roger; cet auteur nous servira donc de guide principal pour l'exposé rapide que nous allons faire de
l'histoire clinique de la chorée rhumatismale.

Le plus souvent, les manifestations de la danse de
Saint-Guy apparaissent au déclin d'une attaque de
rhumatisme, lorsque celui-ci a perdu de son acuité,
ou même lorsque les douleurs articulaires ont disparu
depuis quelque temps ; d'autres fois, elles se montrent
pendant la période d'état ou même dès le début de
l'attaque rhumatismale ; notre malade de l'observation 29, au moment de son entrée à l'hôpital, présentait simultanément de la douleur articulaire, une en-

Child, Lancet, 1860, t. II, p. 260.
Dubrisay, Union méd., 1860, t. VII, p. 45.
Fuller, loc. cit., p. 204, et Lancet, 1862, t. I, p. 515.
Lévi, Union méd., 1864.
Hughlings Jackson, Lancet, 1864, t. II, p. 606.
Fernet, Thèses de Paris, 1865.
Hayem, Trav. de la Soc. méd. d'observ., 1865-66, p. 145.
Spitzmüller, Wochenbl. der K. K. Gesellsch. der Aerzte in Wien, 1866,
Curtis, Boston, med. and chir. journ., 1868.
Branson, Lancet, 1868, t. II, p. 509.
Greenhow, Lancet, 1869, t. I, p. 227.
Ogle, Lancet, 1869, t. I, p. 460.
Buzzard, Lancet, 1869, t. II, p. 803.
Gallard, Union médic., 1869, t. II, p. 327.
Desvoisins, Considér. sur quelques points de l'hist. de la chorée. Thèses de
Strasbourg, 1869.
Worms, Gaz. des hôp., 1869, p. 170.
Voger, Gaz. des hôp., 1870, p. 257, publiée par Rathery.

docardite et une chorée ; quelquefois, mais plus rarement, c'est la chorée qui vient en premier lieu ; cinq fois seulement, dans les observations recueillies par M. G. Sée, elle servit de prodrome aux douleurs articulaires, tandis que dans 37 cas ce fut l'inverse. Ce n'est pas toujours à la suite d'une première atteinte de rhumatisme que se montre la danse de Saint-Guy, elle peut n'apparaître qu'à la seconde ou à la troisième, enfin les deux affections peuvent coïncider l'une avec l'autre ou se succéder alternativement plusieurs fois de suite. M. Roger rapporte (1) le fait d'une petite fille qui, dans l'espace de cinq années, de l'âge de 7 ans à celui de 12 ans et demi, présenta six attaques de rhumatisme articulaire et cinq de chorée.

C'est le rhumatisme bénin, subaigu, qui s'accompagne le plus volontiers de désordres musculaires. On remarque souvent une sorte de balancement entre l'intensité des deux affections : si la chorée se manifeste dans une attaque articulaire ou cardiaque très-aiguë, elle sera en général très-limitée, elle pourra même se borner à des grimaces imperceptibles, à de petits mouvements des doigts qui échapperont facilement à l'observateur au milieu des phénomènes, beaucoup plus accusés, qui se manifestent ailleurs ; tandis qu'un rhumatisme léger des jointures peut être suivi d'une chorée forte. M. Rendu nous a communiqué l'observation d'un petit malade de 13 ans, qui a été traité cette année dans le service de M. Roger, pour une danse de Saint-Guy ; cette affection avait succédé à un mois d'un rhumatisme articulaire qui avait été subaigu, elle n'en revêtit pas moins au bout de quelque

(1) Loc. cit., obs. 12.

Picot.   7

temps une intensité extrême, elle s'étendait à la langue
et aux muscles des deux côtés du corps avec prédo-
minance du côté droit, l'enfant était dans un tel état
d'agitation qu'il s'écorchait les talons et les coudes,
et qu'on dut capitonner son lit, il perdit le sommeil,
son intelligence s'affaiblit, il présenta même du délire
la nuit, et la maladie résista longtemps à toutes les médications ; elle finit cependant par s'améliorer sous
l'influence du chloral qu'on porta à la dose de 3 gr.
par jour, et guérit au bout de trois mois. Les formes
les moins aiguës et les moins étendues du rhumatisme
peuvent s'accompagner de chorée ; un enfant de 7 ans,
actuellement malade, dans le service de M. Roger,
présente, à la suite de quelques douleurs dans les
jointures des doigts de la main droite, une tuméfaction de ces articulations qui prend les caractères de
celle qu'on observe dans le rhumatisme noueux ; bien
que ces accidents rhumatismaux soient ainsi limités
et n'aient présenté jusqu'ici qu'une marche tout à fait
subaiguë, ils s'accompagnent d'un bruit de souffle
doux au second temps et à la base du cœur et d'une
chorée qui pour être très-légère, n'en est pas moins
rebelle. Nous verrons plus loin que cette affection peut
succéder à un simple torticolis.

Les malades atteints de chorée rhumatismale présentent presque toujours une affection cardiaque ;
aucun des dix sujets observés cette année, à l'hôpital
des Enfants, n'avait les bruits du cœur tout à fait normaux, et sept d'entre eux présentaient les signes très-
accusés d'une lésion de cet organe ; sur trente-trois
cas de chorée liés au rhumatisme, rapportés par
Kirkes, on ne put constater que deux fois d'une façon
évidente l'intégrité du cœur, et M. Roger ne rapporte

que trois faits analogues. Le cœur n'est pas toujours
atteint au moment où apparaissent les manifestations
de la danse de Saint-Guy, mais il peut l'être pendant
leur cours ou quelque temps après leur disparition,
c'est ainsi que notre malade de l'observation 15 venait
une première fois dans le service de M. Labric, pour
une chorée suite de rhumatisme, sans que nous puis-
sions à ce moment constater rien d'anormal du côté
de son cœur, mais quelque temps après la guérison de
l'affection nerveuse, il était repris d'une seconde attaque de rhumatisme articulaire, qui se compliqua
cette fois d'une endopéricardite.

La phlegmasie cardiaque le plus communément observée chez les rhumato-choréiques est l'endocardite
simple ; vient ensuite l'endopéricardite ; la péricardite
se rencontre très-rarement seule.

M. Roger a vu, chez plusieurs de ses petits malades,
la chorée s'accompagner d'une affection du cœur, sans
que ceux-ci aient jamais présenté de douleurs articulaires, il en rapporte vingt-six exemples ; assez souvent la maladie nerveuse était apparue la première et
la phlegmasie cardiaque s'était développée dans son
cours ; M. Roger donne à ces cas-là le nom de *chorée
cardiaque*, tandis qu'il fait rentrer dans ce qu'il a appelé la *chorée rhumato-cardiaque* les cas dans lesquels
les accidents nerveux et cardiaques s'accompagnent
de manifestations du côté des jointures ; mais pour
lui, tous ces faits appartiennent également à la chorée rhumatismale ; une endocardite ou une péricardite
démontre aussi bien la présence de la diathèse qu'une
tuméfaction douloureuse du genou ou du poignet. On
pourra lui objecter que chez un choréique, les bruits
anormaux entendus aux orifices du cœur ne sont pas

nécessairement organiques, qu'ils sont dus quelquefois à l'anémie ou à quelque désordre dans les mouvements du muscle cardiaque analogue à celui que présentent les muscles de la vie de relation, et que, par conséquent, lorsqu'un enfant atteint d'une danse de Saint-Guy présente simplement un souffle au cœur sans avoir jamais souffert dans les jointures, on n'est pas en droit de mettre la maladie dont il est atteint sur le compte du rhumatisme. M. Roger s'appuyant sur l'autorité de West, répond que les bruits anémiques sont très-rares chez les enfants, et il ne croit guère aux mouvements désordonnés du cœur, survenus sous la seule influence de la chorée ; son expérience lui a appris, au contraire, que dans cette affection les muscles de la vie organique conservent dans leur action toute leur régularité. Nous ne chercherons pas à contester ici les assertions de cet observateur distingué, nous mentionnerons seulement l'opinion opposée du Dr Hare (1), qui estime que les souffles cardiaques dans la chorée sont très-souvent le résultat d'une contraction irrégulière des colonnes charnues du cœur, et rapporte à ce propos le fait de deux petites filles de 10 et 12 ans, atteintes de danses de Saint-Guy, qui, bien qu'elles n'eussent jamais souffert du rhumatisme et n'offrissent aucun signe d'anémie, présentaient un bruit de souffle très-marqué à la pointe du cœur, ce bruit diminua peu à peu d'intensité à mesure que la maladie marcha vers la guérison, et disparut complétement avec elle. Quoi qu'il en soit, lorsque le souffle cardiaque est bien localisé à la pointe et ne se propage

(1) Behrend's und Hindelbrand's journ. für Kinderkrankheiten, 1857, cité par R. Blache, loc. cit., p. 37.

pas dans les vaisseaux et surtout lorsqu'il persiste, après la disparition des désordres de la motilité et de tout phénomène d'anémie, comme on l'observe le plus souvent, il y a certainement une affection des valvules du cœur, qu'on est en droit d'attribuer à la diathèse rhumatismale, lors même qu'elle en est avec la chorée la seule manifestation ; mais si le bruit anormal s'entend à la base du cœur et s'observe chez un enfant pâle et cachectique, il est permis de conserver des doutes sur sa signification, et M. Roger cite lui-même des cas où il rapporta à l'anémie des souffles cardiaques présentés par des choréiques.

. Aux observations de chorées survenues sous l'influence du rhumatisme et accompagnées d'une affection du cœur, que nous avons déjà rapportés dans ce travail (v. nos observ. 13, 15 et 29), nous ajouterons la suivante qui est intéressante par le fait que la petite malade qui en fait le sujet fut prise une première fois d'une chorée accompagnée d'un souffle cardiaque, sans qu'on eût noté auparavant chez elles de douleurs articulaires ; ce ne fut que deux semaines après la disparition des mouvements désordonnés que survint une poussée aiguë de douleurs dans les jointures qui s'accompagna d'une endopéricardite et d'une récidive de la chorée.

OBSERVATION XXXI.

Communiquée par M. Labadie-Lagrave, interne des hôpitaux.

Chorée accompagnée d'un bruit de souffle à la pointe du cœur, guérison ; puis rhumatisme articulaire avec endopéricardite et pleurésie gauche ; récidive de la chorée.

B..., âgée de 10 ans, entre le 29 juillet 1872 à l'hôpital des Enfants, salle Sainte-Catherine, n° 52, dans le service de M. le Dr Bouchut ; pas de renseignements sur le père ; la mère n'est pas rhumatisante, mais est sujette à un tic ; cette enfant est atteinte

depuis huit mois d'une chorée survenue sans cause appréciable,
les mouvements désordonnés ont débuté par le bras et la jambe droits
puis se sont généralisés ; le cœur paraît gros et l'auscultation y
fait entendre un bruit de souffle au premier temps et à la
pointe. (Arséniate de soude, 0,01, sirop de quinquina). La malade quitte l'hôpital le 15 septembre, elle ne présente plus à ce
moment de convulsions choréiques ; mais deux semaines après,
elle est prise de douleurs au pied droit, puis au genou droit ; le
membre inférieur gauche ainsi que le poignet droit sont ensuite
envahis par le rhumatisme, et la malade ressent des battements de
cœur ; les mouvements choréiques reparaissent le lendemain du
jour où ont débuté les douleurs articulaires ; l'enfant rentre à l'hôpital le 7 octobre, salle Sainte-Catherine, n° 22, et l'on constate à
son cœur un frottement péricardique très-étendu qui s'accompagne d'un bruit de souffle râpeux au premier temps et à la pointe ;
fièvre vive (temp. 39°5).

Le 8. Les articulations des doigts de la main gauche sont tuméfiées par le rhumatisme ; dyspnée, face pâle, la pointe du cœur
bat dans le sixième espace intercostal, on ne sent pas à la palpation l'impulsion de l'organe, la matité précordiale est de 0,10 en
hauteur, sur 0,08 de largeur ; lorsque l'enfant est couchée, on
n'entend pas le bruit du frottement, mais il reparaît lorsqu'on la
fait asseoir ; les jours suivants l'épanchement péricardique paraît
augmenter.

Le 13. La matité précordiale atteint 0,12 ; l'épanchement semble
ensuite diminué.

Le 15. On entend un bruit de frottement intense dans toute la
région du cœur, les battements de l'organe sont très-superficiels,
on les sent sous la main ; on constate le même jour les signes d'une
pleurésie du côté gauche, dont l'apparition s'est accompagnée d'une
recrudescence dans la fièvre ; actuellement (30 octobre), la péricardite est guérie, on entend seulement au cœur un bruit de souffle
très-léger, l'épanchement pleurétique est assez considérable, il est
resté limité au côté gauche ; la malade ne se plaint plus de souffrir
des jointures, mais ses doigts sont encore agités de mouvements
choréiques.

Dans une autre observation que nous devons comme
la précédente à l'obligeance de notre excellent collègue,
M. Labadie-Lagrave, nous trouvons l'histoire d'une petite fille de 8 ans, qui succomba cette année dans le service de M. Bouchut, aux progrès d'une affection organique du cœur ; les premières manifestations de cette

maladie remontaient à deux ans et avaient coïncidé avec
une attaque de chorée qui dura quatre mois; l'année
suivante les accidents nerveux s'étaient montrés de
nouveau deux fois et la maladie cardiaque s'était certainement aggravée, car on appliqua successivement
sur le cœur de l'enfant plusieurs vésicatoires; il y a
quelques mois, la petite malade fut prise de douleurs
dans les jointures qui vinrent confirmer par leur présence l'existence de la diathèse rhumatismale, elles
avaient disparu ainsi que les mouvements choréiques
quand l'enfant entra à l'hôpital. Dans ce cas comme
dans le précédent, une danse de Saint-Guy et une
affection du cœur paraissent avoir devancé les manifestations articulaires du rhumatisme.

L'*étiologie* de la chorée rhumatismale est évidemment subordonnée à celle du rhumatisme, mais il ne
suffit pas d'être sujet aux douleurs articulaires pour
devenir choréique, il faut de plus une prédisposition
spéciale, ce n'est que chez les sujets qui ont le système nerveux particulièrement impressionnable que
la diathèse se manifestera par des désordres, de la motilité, c'est pourquoi, tandis que le rhumatisme paraît être
plus fréquent chez les garcons que chez les filles, on observe une proportion inverse pour la chorée rhumatismale; nous trouvons dans les malades du mémoire de
M. Roger, 44 filles et 27 garçons et dans les 49 autres
faits que nous avons recueillis dans les auteurs 34 filles et 15 garçons ; il en est de même pour l'âge, tandis
que le rhumatisme est une maladie qui ne devient
très-fréquente qu'à partir de 15 ans, la chorée rhumatismale se manifeste surtout dans l'enfance ou la première jeunesse ; une statistique faite par M. Roger,
d'après 52 cas de cette affection, observés chez des su-

jets de tout âge, met le maximum de sa fréquence entre 14 et 16 ans, elle ne s'était montrée que quatre fois après la vingtième année ; dans les observations personnelles de cet auteur qui ne concernent que des enfants, les cas les plus nombreux sont relatifs aux sujets de 9 à 12 ans. D'autre part, la chorée rhumatismale ne peut précéder l'apparition de la diathèse dont elle est la manifestation, aussi s'observe-t-elle rarement chez de très-jeunes enfants ; chez la petite fille du service de M. Bouchut, dont nous parlions tout à l'heure, la chorée apparut pour la première fois lorsqu'elle avait 6 ans ; dans nos autres faits inédits, les malades étaient tous plus âgés ; M. Roger n'a vu que six fois la chorée rhumatismale au-dessous de 8 ans ; le plus jeune de ses malades avait 4 ans ; ces chiffres sont pour ainsi dire parallèles à ceux que nous avons donnés à propos de la fréquence relative du rhumatisme articulaire chez les enfants suivant les âges.

Dans quelques observations de chorée accompagnée de douleurs dans les jointures ou d'une affection cardiaque, les troubles nerveux étaient attribués par le petit malade ou sa famille à l'action d'une peur ; M. Roger paraît très-incrédule à l'égard de cette influence étiologique ; nous croyons cependant qu'on peut admettre que chez un enfant rhumatisant, une émotion morale vive est capable de déterminer l'apparition d'une danse de Saint-Guy à laquelle il était déjà prédisposé et qui n'en est pas moins rhumatismale pour cela ; M. Roger (1) a vu une frayeur subite amener une récidive de chorée chez un jeune sujet qui

(1) Roger loc. cit., obs. 52.

avait déjà souffert une première fois de cette maladie et présentait les signes d'une affection du cœur. Hughes parle d'un cas de chorée survenu à la suite de la peur dans le cours d'un rhumatisme; et nous allons rapporter une observation de Fuller (obs. 33), relative à une petite fille qui fut prise une première fois de danse de Saint-Guy, sous l'influence de la même cause, et une seconde fois à la suite d'un rhumatisme.

Le *pronostic* de la chorée rhumatismale est généralement peu grave; les mouvements désordonnés peuvent revêtir une intensité extrême, comme nous en avons rapporté un exemple, mais même alors ils finissent le plus souvent par s'atténuer et par disparaître complètement après un temps qui varie de quelques semaines à quelques mois; l'enfant reste il est vrai exposé aux récidives, mais cette prédisposition disparaît généralement lorsqu'il arrive à l'âge adulte. Il va sans dire que nous ne parlons ici que de la chorée considérée en elle-même et non des autres manifestations du rhumatisme qui peuvent l'accompagner, et particulièrement des affections cardiaques dont les suites sont si souvent fatales; nous avons vu que l'enfant de notre observation 13 et la petite malade de M. Bouchut, dont nous parlions tout à l'heure, succombèrent à des lésions organiques du cœur, après la disparition des manifestations de la chorée; il en fut de même chez trois des malades de M. Roger et chez trois autres dont les observations sont rapportées par MM. Dubrisay, Moynier et Lévi. M. Hayem (1) a publié l'histoire d'une petite fille qui a succombé à une chorée compliquée d'une

(1) Loc. cit.

endopéricardite et d'une pleurésie double, et chez laquelle les mouvements convulsifs persistèrent jusqu'à la fin ; c'est ce que nous voyons également dans le fait suivant, qui nous a été communiqué par notre ami M. Blain et dont nous donnons un court résumé. La mort fut amenée par des désordres cardiaques et pulmonaires, mais la chorée se manifesta jusqu'au dernier jour.

OBSERVATION XXXII.

Communiquée par M. Blain.,

Chorée et affection cardiaque, douleurs articulaires ; mort par suite d'une congestion pulmonaire ; persistance de la chorée jusqu'à la fin.

C... (Henri), âgé de 14 ans et demi, entre le 7 août 1872 à l'hôpital des Enfants, salle Saint-Louis, n° 10, dans le service de M. le Dr Roger. Cet enfant a déjà souffert il y a deux ans d'un rhumatisme compliqué d'une danse de Saint-Guy, il présente actuellement quelques douleurs dans les jointures, et les signes d'une affection cardiaque qui paraît d'origine ancienne et qui s'aggrave pendant son séjour à l'hôpital.

Le 19. La dyspnée qui avait toujours été assez forte, augmente encore subitement et on constate les signes d'une congestion pulmonaire. Le petit malade est repris depuis quelques jours de convulsions choréiques légères qui restent bornées aux muscles du visage et aux mains.

Le 20. Ces mouvements s'accentuent davange, leur intensité ne fait que croître les jours suivants ainsi que celle des accidents dyspnéiques qui prennent les caractères de l'orthopnée.

Le 25. L'enfant est ramené chez lui par sa famille et il y meurt le lendemain ; il présente encore ce jour-là des convulsions de chorée. L'autopsie ne fut pas faite.

Dans quelques cas suivis de mort, la chorée n'était que l'accompagnement ou le symptôme d'un rhumatisme cérébral, nous en avons rapporté quelques exemples à propos de cette dernière affection. Quelquefois cependant la chorée rhumatismale paraît avoir été la cause principale de la terminaison fatale, MM. Rilliet et Barthez parlent d'un enfant observé par Legendre

et qui succomba à la suite d'une chorée, son autopsie
démontra l'existence d'une péricardite, mais cette
phlegmasie était trop peu considérable pour avoir pu
concourir à la mort, et la marche même de la maladie
indiquait que le désordre profond du système nerveux
en était bien la cause ; la présence d'une péricardite
rend presque certaine la nature rhumatismale de
cette chorée. M. Botrel (1) rapporte l'histoire de deux
petits garçons de 9 et 13 ans qui moururent après avoir
présenté des manifestations choréiques à la suite de
douleurs articulaires ; chez le premier l'affection nerveuse dura près d'un mois et il succomba dans un
état de grand affaissement, chez le second la chorée
s'accompagna de tremblement des lèvres et de la langue et par moments des secousses spasmodiques dans
tout le corps, il mourut après 22 jours de maladie ; chez
tous deux la terminaison fatale paraît avoir été due uniquement aux accidents nerveux et les seules lésions de
quelque importance rencontrées à l'autopsie siégeaient dans le canal rachidien ; nous y reviendrons.
Fuller rapporte un fait analogue ; une petite fille fut
emportée par une chorée très-intense qui s'accompagnait d'un bruit systolique à la pointe du cœur et qui
était consécutive à un rhumatisme survenu lui-même
sous l'influence d'une scarlatine ; nous devons ajouter
que cette enfant avait déjà souffert antérieurement
d'une chorée ; l'autopsie fit constater chez elle quelques lésions du côté du cœur et du poumon, mais les
altérations principales siégeaient, comme chez les malades de M. Botrel, dans le canal rachidien. Voici la
relation de ce fait intéressant :

(1) Botrel, loc. cit., obs. 2 et 3.

OBSERVATION XXXIII.

Fuller, Lancet, 1862, t. I, p. 515. (Résumée).

H... (Anne), âgée de 9 ans, entre le 5 mars 1862 à l'hôpital Saint-Georges. Elle a déjà été admise il y a deux ans dans le service de M. Fuller pour une chorée, survenue sous l'influence d'une peur et dont elle guérit : elle jouissait d'une bonne santé jusqu'au mois de novembre dernier, elle fut prise alors d'une scarlatine, et depuis ce moment elle souffrit des douleurs dans les membres et dans les hanches. Ces accidents s'aggravèrent dernièrement : dix jours avant son entrée à l'hôpital, elle fut prise, sans cause ostensible, d'une chorée très-intense, qui la priva de sommeil pendant sept nuits ; on constate actuellement chez elle des mouvements convulsifs presque continuels des membres et des muscles de la face et du cou, qui s'accompagnent par moments de grincements de dents et de cris ; on entend à la pointe du cœur un bruit systolique fort ; pouls 76, urines rares et troubles. — Prescription : mélange d'iodure de potassium et de bicarbonate de soude.

7 mars. Pas d'amélioration ; la malade a poussé pendant la nuit des cris si violents qu'on a dû l'enlever de la salle ; elle conserve cependant sa connaissance, appelle la bonne pour ses besoins et mange facilement ; pas d'urine. — Même traitement, morphine le soir.

Le 8. Changement de prescription : un seizième de grain (4 milligrammes) de strychnine toutes les deux heures.

Le 9. Légère diminution dans les mouvements choréiques, la malade commence cependant à s'écorcher.

Le 10. Nuit très-agitée, convulsions fréquentes, facies fatigué, affaissement rapide des forces, sensibilité conservée (vin de Porto, sulfate de zinc), cris, sommeil par instants ; mort par épuisement le 14 mars.

Autopsie. — Les feuillets du péricarde sont rendus adhérents entre eux par un peu de lymphe récente ; la face interne de la valvule mitrale est chargée de fibrine teintée de sang ; la base du poumon droit est en état d'hépatisation rouge ; les vaisseaux de la surface cérébrale et de la substance blanche sont distendus de sang. Des flaques de caillots rouges sont adhérentes à la face externe de la dure-mère spinale ; la face interne de cette membrane est rouge, mais lisse et polie, la pie-mère spinale est très-vasculaire ; la moelle est normale ; en l'enlevant avec ses enveloppes, on trouve une série de caillots sanguins récents sur les corps des vertèbres, de la première dorsale à la dernière lombaire ; ces caillots sont petits en haut, plus gros en bas ; un peu de sang est épanché entre le périoste et la dure mère, mais on en trouve surtout au-dessous du périoste qui recouvre la partie centrale de chaque vertèbre.

Toutes les veines avoisinantes sont gorgées de sang ; en introduisant un stylet à travers un des caillots, il semble qu'on arrive sur
une surface osseuse cariée.

M. Laboulbène (1) a vu, à l'Hôtel-Dieu, une jeune
fille de 16 ans, atteinte de douleurs rhumatismales,
présenter au bout de quelques jours des mouvements
choréiques si violents qu'on ne pouvait ausculter son
cœur, on ne nota pas chez elle de délire ; les convulsions se calmèrent au bout de six jours, mais la malade
fut prise d'une dyspnée extrême et mourut. On trouva
à l'autopsie des lésions d'une endopéricardite, mais
pas d'altérations encéphaliques ni médullaires, sauf
un état sablé du cerveau.

Cette absence de lésions, au moins apparentes, des
centres nerveux à la suite de la chorée rhumatismale
se retrouve dans plusieurs autres cas. S. Kirkes(2)
rapporte que sur 11 sujets qui succombèrent après
avoir présenté la chorée associée à des manifestations
du rhumatisme, on trouva des lésions cardiaques,
mais aucune trace d'inflammation ni d'aucune autre
altération dans le cerveau, la moelle ou leurs membranes ; aussi cet auteur considère-t-il la théorie qui
attribue la chorée dans le rhumatisme, à une inflammation diathésique des centres nerveux comme sans
fondement ; mais il est plus que probable que dans la
plupart des cas qu'il rapporte l'examen microscopique
n'avait pas été fait.

Dans d'autres cas, des lésions des organes contenus
dans le crâne et le rachis purent être constatées même
à l'œil nu ; nous avons pu réunir, dans divers auteurs,

(1) Laboulbène, Comptes-rendus de la Soc. de biologie, 1863, et Gaz. med.,
1863, p. 165.
(2) Loc. ci

13 faits de chorée rhumatismale dans lesquels les centres nerveux furent examinés après la mort ; quatre fois la moelle paraît avoir été négligée ; sur les 9 autres cas, il n'y en eut que 2, celui de M. Laboulbène et un autre rapporté dans la thèse de M. Moynier, dans lesquels on ne constata aucune lésion dans l'intérieur du canal rachidien. On trouva la moelle légèrement hyperémiée chez deux petits malades de M. Roger (1), dont l'un (déjà cité p. 71) succomba à un rhumatisme cérébral accompagné de mouvements choréiques et l'autre fut emporté par une endopéricardite compliquée d'une chorée intense et généralisée ; chez l'un d'eux les méninges spinales étaient aussi congestionnées; chez un des malades de M. Botrel, l'autopsie fit constater une injection de la pie-mère et de la surface cérébrale et une infiltration sanguine dans le canal rachidien entre les os et la dure-mère ; à la région lombaire, les membranes étaient distendues par une quantité considérable d'une sérosité sanguinolente, la pie-mère était un peu vascularisée, la moelle avait sa consistance normale ; chez l'autre malade de M. Botrel, les lésions étaient presque identiques; il en était à peu près de même chez la malade de Fuller (obs. 33). Chez la malade observée par M. Hayem, on trouva à l'autopsie, la dure-mère spinale sèche, poisseuse, d'une coloration violette et adhérente en plusieurs points à l'arachnoïde, la moelle était très-ferme, la substance grise était d'une coloration violacée, surtout à sa partie supérieure. Copland (2) rapporte avoir rencontré une inflammation plastique de l'ara-

(1) Loc. cit., obs. 28 et 84.
(2) Loc. cit.

chnoïde spinale et une hypersécrétion des méninges,
en même temps qu'un épanchement péricardique
chez un sujet mort après avoir présenté un rhumatisme alternant avec une chorée. Quant au cerveau,
il fut trouvé sain dans plusieurs cas, surtout dans
ceux qui ne furent pas compliqués d'encéphalopathie;
quelquefois sa pulpe ou ses membranes étaient in-
jectées; dans le cas de M. Baker-Brown (obs. 27),
nous avons vu qu'il y avait une méningite plastique
évidente; dans celui de M. Hayem, les méninges cérébrales adhéraient en quelques points à l'encéphale, il
y avait en outre dans le cervelet un noyau jaunâtre,
calcaire au centre, qui paraissait d'origine ancienne
et étranger aux symptômes observés pendant la vie.
Ajoutons que J. Steiner (1) déclare avoir trouvé de la
méningite spinale purulente ou séroalbumineuse dans
la chorée mortelle à la suite du rhumatisme articulaire aïgu.

Nous voyons donc que des lésions ont été rencontrées du côté des centres nerveux et particulièrement
du côté de la moelle dans la majorité des cas que nous
venons de rapporter et pour lesquels nous n'avons
fait aucun choix; ces lésions ne sont pas, il est vrai,
toujours identiques entre elles; le plus souvent cependant elles paraissent se rapporter à une inflammation on à une congestion des méninges spinales, qui trois fois s'accompagnaient d'infiltration
sanguine dans le canal rachidien. Quoi qu'il en soit
de la valeur de ces altérations, nous avons tenu à
faire ce court exposé anatomo-pathologique, auquel
nous allons avoir à nous référer en discutant les di-

(1) Loc. cit., p. 79.

verses théories proposées pour expliquer les relations de la chorée avec le rhumatisme.

Quand on voit combien ces deux affections s'accompagnent souvent, on peut s'étonner que leurs relations aient été si longtemps méconnues et que quelques auteurs ne voient encore dans les exemples si nombreux qui en ont été rapportés presque qu'une simple coïncidence ; on discute, il est vrai, maintenant plus sur la nature du lien qui unit la chorée au rhumatisme que sur ce lien lui-même ; cependant comme son existence a été mise en doute par des auteurs estimés, nous devons commencer par l'établir et pour cela nous n'avons qu'à nous adresser aux faits.

Hughes (1) rapporte que sur 58 cas de chorée au sujet desquelles des informations spéciales avaient été prises, il y en avait 16 dans lesquelles la maladie se rattachait plus ou moins directement au rhumatisme ; sur 82 cas de la même affection, M. G. Sée en a trouvé 34 (2) liés au rhumatisme et Tuckwell (3) 11 sur 17. West, après avoir été opposé à l'idée d'une relation entre les deux maladies, s'y est converti depuis qu'on tient à l'hôpital des enfants de Londres un registre dans lequel il a pu constater que sur 33 enfants au-dessous de 12 ans, atteints de danse de Saint-Guy, 11 avaient présenté des accidents rhumatismaux indubitables ; cette proportion de 11 sur 33, soit un tiers,

(1) Loc. cit.

(2) M. le Dr J. Simon, qui a dirigé pendant près d'une année le service des choréiques à l'hôpital des Enfants malades, considère même les chiffres de M. Sée comme étant au-dessous de la vérité ; presque tous ses malades présentaient des souffles organiques au cœur, et la moitié environ avaient souffert de douleurs rhumatismales (Dict. de méd. et chir. prat., article Chorée, t. VII, p. 530; 1867.

(3) Tuckwell, St-Bartholomew's Hosp. Reports, t. V, 1869.

est la même que celle que donne M. Roger (1). « La chorée, dit-il, est cardiaque dans le tiers des cas, » et nous savons ce que cet auteur entend par chorée cardiaque.

Une coïncidence aussi constante ne peut être l'effet d'un simple hasard et nous nous expliquons difficilement comment Barrier la déclare très-exagérée et n'y attache aucune valeur et comment M. Bouchut, tout en reconnaissant que la chorée succède fréquemment au rhumatisme, continue à ne voir toujours dans cette affection qu'une névrose pure et simple. MM. Rilliet et Barthez, bien qu'admettant également la coïncidence choréo-rhumatique se montrent aussi assez incrédules à l'égard de la nature rhumatismale de la chorée, et font aux conclusions du travail de M. Sée de nombreuses objections, dont aucune cependant ne nous paraît bien convaincante ; Rilliet rapporte en particulier qu'à Genève le rhumatisme est très-fréquent et la chorée excessivement rare ; nous n'avons point l'intention de mettre en doute un fait avancé par un observateur aussi distingué et aussi consciencieux que Rilliet, nous trouvons d'ailleurs son assertion confirmée par le Dr Duval, de Genève, dans la thèse de notre ami et compatriote M. Goudet (2); mais nous l'avons déjà dit, il ne suffit pas d'être rhumatisant pour devenir choréique, il faut encore une prédisposition spéciale, et cette prédisposition peut varier suivant les lieux ; c'est ainsi qu'en Allemagne la relation entre la danse de Saint-Guy et les douleurs articulaires paraît se rencontrer peu fréquemment, bien que Eisenmann ne la conteste pas. Romberg dit que dans les cas de danse

(1) Roger, recherches cliniques sur les maladies de l'enfance, Paris, 1872, p. 173.

(2) Goudet. Considérations sur la chorée, Thèse de Paris, 1866, p. 37.

Picot. 8

de Saint-Guy qu'il a observés dans ce pays, l'influence prédisposante du rhumatisme était rarement reconnaissable. J. Steiner (1) n'a vu, sur 252 cas de chorée traités à l'hopital des Enfants de Prague, que 41 fois cette affection dans le cours d'un rhumatisme articulaire, et Vogel croit qu'on a fort exagéré la fréquence de la coïncidence des deux maladies; mais il suffit qu'il y ait quelque part un endroit où l'on puisse observer souvent des cas dans lesquels la chorée soit manifestement liée au rhumatisme pour que nous croyions à l'existence d'une chorée rhumatismale, et cet endroit nous l'avons trouvé à l'hôpital des Enfants malades de Paris.

Ce n'est pas seulement chez les individus que la liaison des deux maladies s'observe, elle se trouve dans les antécédents de famille : un choréique a pour père un rhumatisant, M. G Sée a constaté dans 8 cas cette alternance de la chorée et du rhumatisme dans une même famille. Le lien qui unit ces deux maladies était tellement prouvé pour Trousseau, que cet éminent praticien rapporte que dans bien des cas il a pu annoncer la chorée chez des enfants atteints de rhumatisme.

Ce lien une fois admis, quelle est sa nature ? Nous nous trouvons ici en présence de théories diverses dont quelques-unes méritent à peine la discussion ; nous ne ferons que mentionner l'opinion de Pleischl (2) qui attribue l'endocardite, lorsqu'elle survient dans le cours de la danse de Saint-Guy, au refroidissement auquel les mouvements désordonnés exposent le malade, et qui prétend, à l'appui de sa thèse, que cette

(1) Prag. Vjschr, t. III, 1868.
(2) Pleischl, Endocarditis bei chorca minor. Oest. Zeitschr. für pract. Heilkunde, 1856.

phlegmasie n'apparaît pas chez les choréiques en été ;
cette assertion serait facile à réfuter, il nous suffira de
faire remarquer que souvent c'est l'endocardite qui
précède la chorée, ce que cette théorie n'explique nulle-
ment. L'opinion de Spitzmüller (1) ne nous arrêtera
pas davantage ; pour cet auteur la chorée surviendrait
dans le rhumatisme sous l'influence d'une hyperémie
des centres nerveux qui serait due à l'intensité de la
fièvre et à la grande extension des douleurs qui accompagne la maladie articulaire ; ce serait donc dans les
rhumatismes très-aigus que la chorée apparaîtrait le
plus souvent ; nous avons vu que c'était l'inverse qui
s'observait. On pourrait encore attribuer la chorée à
l'anémie qui succède si souvent au rhumatisme : la
chloro-anémie est en effet rangée par les auteurs au
nombre de causes de la danse de Saint-Guy ; peut-être
joue-t-elle dans certains cas un rôle au moins prédis-
posant, mais comment expliquerait-elle les faits dans
lesquels la chorée a précédé le rhumatisme articulaire,
ou s'est montrée longtemps après que les manifestations de celui-ci ont disparu ?

Il ne nous reste plus à discuter que deux opinions
plus sérieuses : suivant quelques auteurs la chorée
n'apparaît dans le rhumatisme que sous l'influence
d'une affection cardiaque, tandis que pour la plupart,
les désordres de la motilité sont la manifestation
directe de l'action de la diathèse sur le système nerveux. La première de ces théories peut s'appuyer sur
ce fait que presque toujours la chorée dite rhumatismale s'accompagne d'une affection du cœur, il est donc
naturel qu'on ait cherché à établir une relation de

(1) Loc. cit.

cause à effet entre la maladie cardiaque èt les troubles
dans l'innervation du système musculaire ; on a même
cherché à expliquer cette relation de plusieurs ma-
nières : Bright (1) observant plusieurs faits de chorée
coïncidant avec une péricardite rhumatismale, attri-
buait celle-là à l'irritation que devait subir le nerf
phrénique au contact de la bourse du cœur enflammée,
irritation qui transmise à la moelle se manifestait par
action réflexe sous forme de convulsions choréiques ;
il ne niait cependant pas toute action directe du rhumatisme sur les méninges cérébro-spinales ; son explication est évidemment en défaut : comment, en effet,
rendrait-elle compte des chorées succédant à une endocardite sans péricardite, et qui sont pourtant celles
qui s'observent le plus souvent ; ou bien encore pourquoi l'irritation du nerf phrénique ne se manifeste-
rait-elle quelquefois que longtemps après la guérison
de la péricardite ? E. Cyon (2) a repris dernièrement à
peu près la même théorie en la modifiant de façon
qu'elle échappe à plusieurs des objections précédentes, mais nous lui reprochons de l'avoir fondée
sur une physiologie passablement hypothétique beaucoup plus que sur l'expérience clinique ; pour lui la
chorée est due à un état défectueux de l'appareil de
coordination des mouvements ; cet appareil n'est pas
constitué par un organe spécial, mais par des liaisons
entre les divers nerfs, liaisons qui se font dans la
moelle et peut-être aussi à la périphérie ; il peut être
congénitalement défectueux et il y a alors prédisposition à la chorée, mais cette névrose n'est jamais idio-

(1) Loc. cit.
(2) Dr E. Cyon, Die chorea und ihr Zusammenhang mit Gelenkrheumatis-
mus, Peri. und Endocarditis. Wien, Zeitschr. 1865.

pathique, et pour qu'elle se manifeste il faut, soit
l'action de quelque affection débilitante telle que la
chlorose, et elle est alors dite sympathique, soit une
lésion du système nerveux central, telle que méningite
cérébrale ou spinale, tumeur, ramollissement du cerveau ou de la moelle, elle est dite alors symptoma-
tique ; soit enfin une action réflexe et elle est dite
réflexe ; cette action réflexe peut être provoquée par
des vers intestinaux, par une affection de l'appareil
génital, etc., ou encore par une péricardite, une endocardite ou un rhumatisme articulaire ; lorsqu'il y a
péricardite, l'action réflexe s'exerce, comme le voulait
Bright, au moyen du nerf phrénique, et lorsqu'il y a
endocardite, il ne manque pas non plus de nerfs pour
lui servir d'intermédiaire ; quant au rhumatisme articulaire, c'est par les phlegmasies cardiaques qui l'accompagnent presque toujours qu'il excite les mouvements choréiques, tout cela, bien entendu, chez les
sujets prédisposés. On voit que si cette théorie repose
sur autre chose que sur des hypothèses, toutes les
opinions relatives à la chorée rhumatismale trouvent
à s'y satisfaire : ceux qui considèrent cette affection
comme le résultat de l'anémie en feront une chorée
sympathique; ceux qui y voient une manifestation de
lésions du système nerveux en feront une chorée sym-
ptomatique ; enfin les partisans des idées de Bright en
feront avec Cyon une chorée réflexe.

Pour S. Kirkes (1) c'est encore l'affection cardiaque
qui est la cause de la chorée dans le rhumatisme, mais
ce n'est plus par l'intermédiaire des actions réflexes;
l'auteur anglais, se fondant sur la fréquence des cas

(1) B. Kirkes, Med. Times and Gaz., 1863, t. I, p. 636 et 662.

dans lesquels il a trouvé des végétations sur les valvules du cœur gauche chez les sujets morts après avoir
présenté des phénomènes de chorée, croit que ce sont
ces productions qui, en devenant libres dans le sang
et allant irriter les centres nerveux, deviennent chez
les individus prédisposés l'origine des désordres de la
motilité ; ce sont donc, dans cette théorie, les végétations des valvules du cœur gauche qui sont la véritable cause de la chorée, aussi cette dernière peut-elle
s'observer à la suite de toutes les proliférations endo-
cardiques, qu'elles soient produites par le rhumatisme
ou par quelque autre affection. Cette opinion paraît
avoir fait quelques prosélytes en Angleterre et en
Amérique. Meigs et Pepper(1) l'adoptent en partie ;
elle s'appuie, disent-ils, sur le résultat de quelques
autopsies dans lesquelles des embolies auraient été
réellement constatées, ou dans lesquelles on aurait
trouvé des ramollissements cérébraux analogues à
ceux que produisent les embolies ; ils rappellent aussi
que la chorée est suivie fréquemment de paralysies et
surtout d'hémiplégies. Mais nous avons vu combien
les embolies sont rares chez les enfants rhumatisants,
et il nous semble difficile d'admettre qu'une affection
curable comme la chorée puisse se lier à un ramollissement des centres nerveux, cette lésion n'a d'ailleurs
pas été rencontrée dans un grand nombre d'autopsies.

Il est de plus une objection qui s'adresse à toutes les
théories cardiaques de l'apparition de la danse de la
Saint-Guy dans le rhumatisme ; c'est le fait que cette
maladie peut se montrer à la suite de douleurs arti-

1) Loc. cit., p. 559.

culaires sans que le cœur ait été pris, M. Roger en
rapporte plusieurs exemples, et chez un de nos malades (obs. 15) nous avons vu une chorée survenir à la
suite d'une première atteinte de rhumatisme qui
paraissait avoir respecté le cœur, ce ne fut que sous
l'influence d'une seconde attaque de douleurs articulaires que cet organe s'enflamma et cela sans que la
chorée reparût. Si cette affection, lorsqu'elle accompagne le rhumatisme, coïncide très-souvent avec une
maladie cardiaque, nous ne devons pas oublier que
ce fait s'observe principalement chez des enfants et
que chez eux le cœur est pris, dans la grande majorité
des cas, lorsqu'ils souffrent de manifestations du
rhumatisme ; le seul lien entre la chorée et l'affection
du cœur c'est cette diathèse qui est leur origine commune ; c'est là ce que M. Roger a principalement
cherché à mettre en lumière ; nous regrettons seulement qu'en faisant du terme de chorée cardiaque presque le symptôme de chorée rhumatismale, cet auteur
semble donner malgré lui raison à ceux qui font de
l'affection cardiaque l'origine primitive des troubles
nerveux dans le rhumatisme.

Nous voici enfin arrivé à l'opinion la plus généralement admise, celle de M. G. Sée, de M. Botrel, de
M. Roger et de J. Steiner : la chorée est une des manifestations de l'action du rhumatisme sur les centres
nerveux. La simple réflexion conduit, pour ainsi dire
d'elle-même, à cette théorie et lui donne un haut degré
de probabilité ; lorsque nous voyons chez un enfant,
à la suite ou pendant le cours d'une attaque de douleurs articulaires, des troubles survenir dans la motilité et se généraliser souvent à un grand nombre de
muscles, c'est dans le système encéphalo-rachidien que

nous irons chercher l'origine de ces phénomènes, et au lieu d'invoquer le jeu si souvent hypothétique des actions réflexes, n'est-il pas plus naturel d'admettre que les centres nerveux ont été directement envahis par une affection aussi mobile que le rhumatisme? Ce n'est point là d'ailleurs une simple vue de l'esprit, nous savons que dans plusieurs cas, des lésions manifestes ont été trouvées particulièrement du côté de la moelle ou des tissus qui l'avoisinent à la suite de la chorée rhumatismale. Copland disait déjà, il y a cinquante ans, avoir vu dans presque tous les cas où le rhumatisme était associé à la danse de Saint-Guy, cette affection avoir une tendance marquée à quitter les jointures pour se porter sur les membranes fibreuses internes, sur celles de la moelle épinière et du péricarde, et nous avons rapporté un cas dû à cet auteur, dans lequel les lésions constatées à l'autopsie lui donnaient raison ; nous avons parlé aussi des altérations constatées chez des enfants rhumato-choréiques par Fuller, Steiner, M. Botrel et M. Roger. Nous avons cité d'autre part des exemples de coïncidence entre la chorée et le rhumatisme cérébral ou spinal. Chez un de nos malades (obs. 29) une chorée et une paraplégie survinrent en même temps que des douleurs articulaires et une affection du cœur; et plusieurs observateurs ont vu la chorée rhumatismale s'accompagner d'hémiplégie. Il nous paraît difficile de ne pas admettre que dans ces cas, la chorée était un des symptômes des altérations anatomiques qu'on trouvait après la mort ou qui se manifestaient pendant la vie.

Y a-t-il une lésion propre à la chorée, lésion que le rhumatisme pourrait produire? C'est là une question à laquelle, dans l'état actuel de la science, il est absolument impossible de répondre. Les altérations les plus variées ont été trouvées à la suite de la danse de Saint-Guy ; et en particulier, dans les cas relatifs à la chorée rhumatismale que nous avons rapportés; ces altérations étaient loin d'être toujours identiques ; nous devons observer cependant qu'elles siégeaient plutôt dans les méninges spinales ou leur voisinage que dans l'encéphale; ce serait donc du côté de ses membranes ou de la moelle que l'on devrait chercher le siége d'origine des manifestations de la chorée dans le rhumatisme.

On objectera à l'opinion que nous défendons ici, le fait que souvent, comme dans les cas observés par Kirkes, aucune lésion n'a été constatée du côté du système nerveux ou bien qu'une simple hyperémie de la moelle, telle qu'elle a été rencontrée par M. Roger, est une altération sans valeur ; mais ne savons-nous pas que le propre des affections rhumatismales est de ne laisser souvent dans les tissus aucune trace de leur passage, appréciable au moins à nos moyens actuels d'exploration, et qu'on a vu par exemple des malades succomber à des accidents évidents de rhumatisme cérébral sans qu'un examen nécroscopique minutieux pût faire rien déceler chez eux d'anormal dans l'encéphale? On nous dira peut-être aussi que les mêmes lésions trouvées du côté des centres nerveux, chez les individus morts d'une chorée consécutive au rhumatisme, ont pu être également constatées chez les sujets chez lesquels la danse de Saint-Guy paraissait avoir une autre origine ; mais qu'est-ce que cela prouve ? Deux maladies différant étiologiquement ne peuvent-elles pas amener des lésions anatomiques semblables?

Y a-t-il une grande différence entre la pustule de l'ecthyma et celle de la variole? ou , pour ne pas sortir de notre sujet, distinguera-t-on facilement à l'autopsie une pleurésie rhumatismale d'une pleurésie due à un simple refroidissement?

Concluons donc en disant, que dans l'état présent de nos connaissances, l'explication la plus satisfaisante de l'apparition de la chorée dans le rhumatisme consiste à admettre que cette dernière affection peut envahir le système nerveux et probablement principalement la moelle et ses enveloppes, de façon à amener chez les sujets prédisposés les manifestations de la chorée.

Avant de terminer ce sujet, il nous reste un dernier point à traiter : la chorée est-elle toujours rhumatismale? M. Botrel paraît l'admettre, bien qu'un sixième de ses choréiques n'aient jamais présenté de rhuma_ tisme. « La chorée, dit-il, doit être considérée comme une affection rhumatismale et trouve sa raison physiologique dans le rhumatisme des centres nerveux » . M. Roger, sans être tout à fait aussi affirmatif est certainement très-peu éloigné de cette idée ; en parlant des deux affections il laisse échapper quelque part dans son mémoire l'expression d'*identité de nature ;* « La clinique, dit-il ailleurs dans le même travail, m'a appris qu'il faut non-seulement admettre dans la chorée une forme rhumatismale, mais que cette forme prime toutes les autres par son évidence et par sa fréquence, comme par son importance pratique, à tel point que je me suis demandé si la chorée n'était point, dans la presque universalité des cas, une manifestation du rhumatisme, et, en conséquence, si l'on ne devait pas nosologiquement la faire sortir du cadre des névroses, ou tout au moins la considérer comme une névrose rhumatismale. »

Nous ne savons pas ce que dans l'avenir la science nous apprendra à ce sujet, mais, pour le moment, nous croyons que c'est aller trop loin que de voir le rhumatisme partout où se manifeste la danse de Saint-Guy, et nous sommes disposé à admettre au moins provisoirement l'existence d'une chorée essentielle. Nous voyons dans ce moment dans le service de M. Labric un petit garçon de 11 ans qui présente tous les signes d'une chorée manifeste ; cet enfant affirme n'avoir jamais éprouvé de douleurs articulaires, et cette affirmation est confirmée par sa mère qui elle-même n'en a jamais ressenti non plus que son mari ; d'autre part en auscultant le cœur de notre malade, M. Labric ni nous, n'avons pu trouver aucune trace ancienne ou récente d'une endocardite ou d'une péricardite ; la chorée en est à sa seconde apparition, elle est survenue une première fois il y a deux ans, au dire de la mère de l'enfant, à la suite d'une peur éprouvée pendant le siége de Paris : ainsi, dans ce fait, nous ne trouvons ni dans l'étiologie, ni dans les antécédents, ni dans les phénomènes concomitants de la maladie rien qui ressemble au rhumatisme ; dirons-nous cependant que ce petit malade est rhumatisant parce qu'il est choréique ? nous ne croyons pas en avoir le droit, et nous terminerons ce chapitre en disant que si, nous fondant sur les quelques cas que nous avons observés nous-même et sur les faits si nombreux rapportés par des auteurs dignes de foi, nous pouvons affirmer qu'il y a une chorée rhumatismale qu'il faudrait être aveugle pour méconnaître, nous devons ajouter qu'il serait aujourd'hui au moins téméraire d'admettre qu'il n'y a d'autre chorée que celle-là.

D. *Autres affections nerveuses.* — Nous arrivons maintenant à des affections dont les relations avec le rhumatisme sont bien moins évidentes que celles des précédentes ; nous savons que quelques auteurs ont voulu faire rentrer la plupart des névroses de l'enfance dans les maladies rhumatismales, et toutes les fois qu'un état morbide reconnaissait pour une de ses causes l'influence du froid, ils y ont vu du rhumatisme ; mais, à moins de faire de ce mot rhumatisme le synonyme de maladie *a frigore*, et alors autant vaudrait le supprimer du langage médical comme superflu, nous ne pouvons considérer comme rhumatismales que les affections qui paraissent liées aux fluxions douloureuses des articulations qui ont toujours été considérées comme caractéristiques de la maladie, ou, à la rigueur, à des affections cardiaques qui sont également une des manifestations les plus constantes de la diathèse dans l'enfance ; c'est ce qui nous a fait admettre une chorée rhumatismale, mais nous n'avons pas les mêmes raisons pour croire aux convulsions éclamptiques rhumatismales, à la paralysie faciale rhumatismale, etc. Nous ne dirons ici quelques mots que de la contracture des extrémités, de la paralysie essentielle de l'enfance et des névralgies, ces affections ayant paru présenter quelquefois, chez de jeunes sujets, des connexions plus ou moins directes avec la maladie qui fait le sujet de cette étude.

Contracture des extrémités ou *tétanie.* — M. G. Sée

admet qu'il peut y avoir des contractures rhumatismales; il a vu dans quatre cas la contracture
des extrémités s'accompagner d'un gonflement œdémateux ou douloureux du dos du pied ou de la
main, et il parle d'un petit garçon de 2 ans, qui, à la
suite d'une diarrhée prolongée, fut pris d'une arthrite
des articulations tibio-tarsiennes, de contracture douloureuse des doigts et des pieds avec fièvre et d'une
pleurésie, il succomba à ces accidents. M. Sée (1) croit
que le rhumatisme peut se manifester par la contracture comme par la chorée, et que, sous l'influence de cette diathèse, les enfants d'une même
famille peuvent être pris, les uns de danse de Saint-
Guy, les autres de tétanie. Trousseau et M. Corvisart (2), se fondant principalement sur ce que la contracture des extrémités naît fréquemment en hiver
sous l'influence du froid, sur ce qu'elle s'accompagne
quelquefois d'un état couenneux du sang et sur ce
qu'elle revient par accès formant des attaques sujettes
à récidives, y voient une névrose rhumatismale.
MM. Rilliet et Barthez paraissent disposés à admettre
deux sortes de contractures, les unes franchement
rhumatismales qui seraient fréquentes chez les adultes, tandis que les autres, liées à une perturbation
fonctionnelle du système nerveux et occupant principalement les extrémités, appartiendraient à l'enfance.
M. Axenfeld(3), tout en reconnaissant que la contracture
des extrémités peut succéder quelquefois au rhumatisme, ne voit pas dans cette diathèse la cause première de la maladie, tandis que M. Bouchut admet la

(1) Loc. cit., p. 425.
(2) Corvisart, De la contracture des extrémités ou tétanie, thèse de Paris,1852.
(3) Axenfeld, Des névroses. Paris, 1864, p. 398 et suivantes.

parenté des deux affections, surtout parce que la contracture paraît se développer sous l'influence du froid.
Dans une thèse récente consacrée à la contracture des
extrémités et à ses relations avec le rhumatisme,
M. Colas (1) admet l'influence de cette dernière maladie dans un grand nombre de cas de contracture, et il
se fonde sur ce que dans quelques observations on
trouve signalés comme accompagnant les accidents
de la tétanie, des gonflements articulaires ou périar-
ticulaires ou un empâtement œdémateux des membres ; quelques malades avaient souffert autrefois
de douleurs rhumatismales ou bien leurs parents
étaient rhumatisants; la plupart des faits qu'il cite
sont relatifs à des adultes; il parle cependant d'une
petite fille de 13 ans qui fut prise, en même temps que
d'une contracture, de rougeur et de gonflement du dos
de la main.

En résumé, dans aucun des auteurs que nous ve-
vons de citer, nous n'avons trouvé d'argument con-
cluant en faveur de la tétanie rhumatismale; nulle
part, nous ne rencontrons de ces manifestations évidentes de la diathèse analogues à celles qui ont permis d'établir la chorée rhumatismale; nous ferons, en
outre, remarquer que chez les enfants la contracture
des extrémités s'observe principalement dans les premières années de la vie, à un âge où le rhumatisme
est presque inconnu. Nous ne nous étendrons pas
davantage sur ce sujet, sur lequel nous n'avons d'ailleurs aucune observation personnelle à rapporter.

Paralysie essentielle de l'enfance. — Ce que nous ve-

(1) Colas, De la contract. essent. des extr. et de ses rapp. avec le rhum.;
thèse de Paris, 1868.

nons de dire à propos de la tétanie, nous pouvons le répéter de la paralysie infantile ; cette maladie se montre généralement chez des sujets de 6 mois à 1 an, par conséquent bien avant le rhumatisme ; néanmoins, M. Bouchut déclare que sa nature est toute rhumatismale, parce qu'il admet que sa cause la plus importante est le refroidissement des membres ; cette opinion est, il est vrai, contre-carrée par celle de M. Laborde (1) qui s'élève contre l'idée du rôle attribué au froid dans l'étiologie de la paralysie infantile. Nous devons cependant citer deux faits dans lesquels le rhumatisme entrait peut-être pour quelque chose. West parle d'un enfant de 20 mois qui aurait été pris de paralysie essentielle après avoir souffert d'un rhumatisme dans les membres, et Kennedy (2) rapporte un cas de la même affection, consécutif à une chorée chez un malade qui présentait à l'auscultation les signes d'une affection valvulaire organique.

Névralgies. — Les névralgies dites rhumatismales comme les autres formes de névralgies, se rencontrent fort rarement dans l'enfance; nous en avons cependant trouvé un exemple rapporté par M. Rigal : il s'agit d'un rhumatisme essentiellement polymorphe qui débuta chez un garçon de 14 ans, sous la forme d'une névralgie faciale très-vive, accompagnée de contractures de la face et d'un torticolis; la maladie se manifesta ensuite par des douleurs également névralgiques du côté de l'abdomen et des troubles digestifs, et ces accidents ne disparurent que pour faire place à

(1) Laborde, De la paralysie (dite essentielle) de l'enfance. Th. de Paris, 1864.
(2) Cité par Meige et Pepper p. 572,

un rhumatisme des articulations, compliqué d'une péricardite.

OBSERVATION XXXIV.

Rigal, Gazette des hôpitaux, 1869, p. 17. (Résumée).

Rhumatisme à déterminations successives multiples; névralgie faciale, contracture spasmodique de la face, torticolis, rhumatisme de l'abdomen, troubles digestifs, rhumatisme articulaire, péricardite.

A... (Paul), garçon de 14 ans, est d'un tempérament lymphatique; il a souffert autrefois d'un impétigo et d'une kérato-conjonctivite à répétitions et a été sujet à des catarrhes bronchiques fréquents; à l'âge de 10 ans, après une saison aux eaux d'Uriage, il fut pris d'un rhumatisme qui porta principalement sur les membres inférieurs, et peu après d'une fièvre intermittente qui céda rapidement au sulfate de quinine; il habitait alors une vallée marécageuse, il demeure maintenant à Paris; ses fonctions digestives sont généralement régulières; quelquefois un peu de gastralgie après ses repas; sa mère est sujette aux gastralgies et aux névropathies; son père, mort très-probablement tuberculeux, était goutteux.

Le 12 mai, après déjeuner, cet enfant est pris d'une douleur d'abord légère dans la moitié gauche de la face; les mouvements de la tête deviennent difficiles et douloureux; ces phénomènes deviennent assez intenses vers trois heures après midi, ils se calment au bout d'une heure. Une nouvelle crise survient dans la nuit; les douleurs reparaissent encore le lendemain à dix heures du matin et présentent une grande exacerbation à trois heures. M. Rigal, appelé auprès du malade, constate que toutes les branches du nerf trijumeau et du sous-occipital du côté gauche sont le siége d'une douleur vive, continue avec exacerbations sous forme d'élancements douloureux; la souffrance augmente lorsqu'on presse sur les points d'émergence des nerfs; la tête est inclinée vers l'épaule gauche, la face regarde en avant et à gauche comme dans le torticolis; les mouvements du cou sont très-douloureux et le redressement de la tête impossible; toutes les cinq à six minutes, les masséters et les muscles de la moitié gauche du cou sont le siége de contractures évidentes; ils durcissent et les douleurs deviennent alors beaucoup plus vives; pouls peu fréquent, 72 à 76 puls.; peau un peu chaude; les autres fonctions sont normales. — Sulf. quin. 0,40 en deux doses, liniment chloroformé.

Le 14. Mêmes symptômes. — Sulf. quin. g. 1,20.

Le 16. L'état du malade est meilleur, les douleurs névralgiques ont entièrement disparu, ainsi que les contractures des masséters mais tous les symptômes d'un torticolis simple persistent.

Du 16 au 28. Le torticolis persiste ; sa marche est intermittente, il résiste au sulfate de quinine.

Le 28. Il paraît guéri à la suite de l'application d'un emplâtre belladoné.

Le 29. La face est de nouveau grippée, le regard abattu ; l'enfant souffre de douleurs vives dans l'abdomen, surtout au niveau de l'épigastre et de l'hypochondre droit ; la pression augmente la douleur ; vomissements muqueux et bilieux, nausées incessantes, un peu de céphalalgie frontale, constipation, fièvre modérée ; pouls 90.

Le 30. Mêmes symptômes, mais moins intenses ; les douleurs au niveau de l'hypochondre droit et de l'épigastre persistent.

Le 31 au matin, des douleurs apparaissent dans le genou et le cou-de-pied droits, le poignet et le coude gauches ; l'état nauséeux, la diarrhée, les vomissements cessent ; l'enfant se sent mieux ; les fluxions articulaires sont bien évidentes et le genou est le siége d'un épanchement de liquide assez abondant ; le cœur paraît indemne, fièvre modérée ; pouls, 90.

Le 2 juin. Les douleurs ont disparu des jointures, mais le malade ressent de l'oppression, de la pesanteur à la région du cœur, et on entend un double bruit de frottement péricardique dans une assez grande étendue, la matité précordiale n'est pas augmentée ; pouls, 90.— Un vésicatoire précordial ; sinapismes sur les articulations.

Le 3. Les épaules, les cous-de-pied, les genoux sont pris de douleurs ; l'oppression est moindre, le frottement péricardique est plus doux.

Le 4 et le 5. Il semble qu'il s'est fait un léger épanchement dans le péricarde, mais il est résorbé le 7 ; les douleurs articulaires diminuent rapidement.

Le 12. Le malade fait une courte promenade.

Le 17. Il se plaint de nouveau d'un peu de douleur dans l'épaule, mais le 25, il est guéri et ne conserve de sa maladie qu'un léger affaiblissement.

§ 5. — *Affections des organes digestifs, etc.*

L'*angine rhumatismale* s'observe quelquefois chez les enfants, elle apparaît généralement dans les prodromes d'une attaque articulaire et s'accompagne souvent de torticolis. M. Lasègue (1) rapporte à pro-

(1) Lasègue, Traité des angines, Paris. 1868, p. 181.

Picot.   8

pos de cette affection que, chez une jeune fille de 14 ans, qui présentait une des angines les plus accusées qu'il ait eu l'occasion de soigner, les douleurs rhumatismales apparurent dix jours après le début des accidents pharyngés et trois jours après leur disparition. L'angine est déjà signalée dans deux de nos observations (obs. 3 et 7); dans ces deux cas, elle appartenait aux prodromes ou aux accidents du début du rhumatisme, et une fois elle s'accompagnait d'un peu de torticolis. Dans l'observation suivante, l'angine se montra chez une jeune fille déjà sujette au rhumatisme et fut le phénomène prédominant d'une des attaques.

OBSERVATION XXXV.
Communiquée par M. Rendu.

Fièvre rhumatismale donnant lieu à un état typhoïde, angine et douleurs articulaires, guérison rapide, puis au bout d'un mois, récidive de douleurs dans les jointures.

L... (Angélique), âgée de 15 ans, entre le 23 juillet 1872 à l'hôpital des Enfants, salle Sainte-Geneviève, n° 6, dans le service de M. le Dʳ Roger; elle jouit habituellement d'une bonne santé, bien qu'elle ait souffert plusieurs fois de rhumatismes musculaires et que, dans une de ses attaques, on lui ait mis des ventouses à la région du cœur. Son père et sa mère ne sont pas sujets aux douleurs articulaires, mais son grand-père est rhumatisant. Il y a trois jours, elle s'est refroidie et a été prise de douleurs assez vives dans l'épaule, accompagnées de coryza, d'enchifrènement et d'angine. Hier, vomissements bilieux; elle présente actuellement l'aspect d'une malade atteinte de fièvre typhoïde; temp. 39°5; abattement, inappétence; l'angine empêche presque la malade d'avaler les liquides; peu d'adénite cervicale; constipation légère; les battements du cœur sont forts et durs, sans bruit d'endocardite manifeste; langue saburrale. — Gargarisme aluné, décoction de pépins de coing, 100 g.

Le 24. L'abattement est moindre; fièvre vive; temp. 39°5 sueurs; les douleurs d'épaule persistent; les piliers antérieurs du voile du palais et l'amygdale gauche présentent une vive douleur; enchifrènement. — Teint. de digitale, 15 gouttes.

Le 25. L'épaule est toujours un peu douloureuse; la fièvre est diminuée (temp. 38°7). L'angine est moindre ; l'adénité cervicale est assez prononcée.

Le 26. Un peu de torticolis (temp. 37°6).

Le 29. Nouvelle poussée fébrile (temp. 39°), qui s'accompagne d'une petite éruption d'herpès sur le front, en même temps gingivite ; l'angine est encore douloureuse, mais les symptômes articulaires ont disparu tout à fait. Les jours suivants, l'état de la malade s'améliore progressivement, et elle quitte l'hôpital guérie le 7 août ; mais au bout d'un mois environ, elle est reprise de douleurs subaiguës dans les poignets et les genoux, qui la font rentrer dans le service de M. Roger le 2 octobre ; elle y est encore actuellement, et le rhumatisme s'établit d'une façon chronique dans les articulations des doigts, où il tend à produire des déformations noueuses des phalanges.

Quant aux autres affections du tube digestif, de ses annexes et de l'appareil génito-urinaire qui ont été signalées comme pouvant être de nature rhumatismale, telles que l'entérite, la dysentérie, l'ictère, la péritonite, la cystite, l'orchite rhumatismales, nous n'en possédons aucune observation et nous n'en avons pas rencontré, dans les auteurs, d'exemple relatif à l'enfance.

§ 6. — *Affections de la peau et rhumatisme hémorrhagique.*

Nous n'avons point l'intention de parler ici des arthritides de M. Bazin, ce serait sortir entièrement de notre sujet ; nous dirons seulement quelques mots de certaines affections cutanées, qui accompagnent parfois le rhumatisme articulaire aigu. MM. Bazin et Hardy s'accordent à signaler la coïncidence fréquente de l'*érythème noueux* et de l'*érythème papuleux* avec des douleurs dans les jointures. Begbie croit à la nature rhumatismale de l'érythème noueux, et M. Bouillaud rapporte des cas où il coïncidait avec le rhumatisme ; l'érythème papuleux s'accompagne quelquefois d'endocardite. Ces

affections se rencontrent toutes deux dans le jeune
àge. M. Blondeau (1) a même observé un cas d'érythème noueux chez un petit garçon de moins de 2 ans,
mais M. Roger (2) ne croit pas que, chez les enfants,
cette maladie soit due au rhumatisme: elle surviendrait toujours chez eux sans que cette diathèse y eût
la moindre part. MM. Rilliet et Barthez ont vu cependant l'érythème noueux se développer chez un
enfant de 5 ans, au huitième jour d'un rhumatisme
articulaire peu intense, M. Martineau (3) a observé
deux cas d'endocardite concomitants à cette affection
chez des sujets de 7 ans, et M. Claisse rapporte le fait
d'un garçon de 11 ans, né d'un père probablement
rhumatisant, qui fut atteint d'un érythème noueux
accompagné d'embarras gastrique ; il était presque
guéri, lorsqu'il fut pris de douleurs dans les coudes et
les jarrets ; ces accidents durèrent peu et le cœur resta
indemne. Dans ce cas l'existence du rhumatisme n'est
peut être pas incontestable ; les douleurs articulaires
qui coïncident fréquemment avec l'érythème noueux
ne sont pas nécessairement toujours rhumatismales ;
dans le fait suivant, rapporté par M. Ferrand (4), elles
se rapprochaient beaucoup par leur mobilité de celles
du rhumatisme ; elles ne se manifestèrent cependant
qu'au voisinage de l'exanthème cutané, et on ne nota
rien d'anormal au cœur.

(1) Blondeau, Arch. gén. de méd., 1870.
(2) Leçons orales.
(3) Communication faite à M. R. Blache, loc. cit, p. 110.
(4) Ferrand, Des exanthèmes du rhumatisme, Thèses de Paris, 1862.

Observation XXXVI.

Thèse de Ferrand, obs. 7, rapportée par M. Charpentier (résumée).

M... (Marie), âgée de 6 ans et demi, entre le 8 juillet 1862 à l'hôpital des Enfants, salle Sainte-Marie, n° 53, dans le service de M. le
Dr Blache ; elle est prise depuis quatre jours d'accidents fébriles qui
ont débuté par des frissons, des vomissements et quelques douleurs rhumatismales au coude gauche et au genou droit qui est
rouge et tuméfié ; il existe une abondante éruption d'érythème
noueux sur les deux jambes jusqu'aux pieds et sur les deux
avant-bras remontant à gauche jusqu'à 2 centimètres au-dessus du
coude.

Le 9. L'éruption est très-confluente, les pieds très-rouges ; les
douleurs persistent et ont envahi le coude droit.

Le 10. Amélioration ; l'éruption semble pâlir.

Le 12. La fièvre reparaît ; douleurs violentes, surtout dans
l'épaule droite ; éruption érythémateuse à son voisinage, l'éruption
n'est pas uniforme ; ici rose à fond rouge avec des saillies et de
nodosités, là, plus brune, d'une couleur un peu livide et sans saillies.

Le 14. L'éruption diminue, plus de fièvre ; la douleur persiste.

Le 15. L'éruption est presque disparue ; les douleurs articulaires
cessent peu à peu et la malade quitte l'hôpital au bout de huit à
dix jours.

Dans un autre fait du même auteur, l'érythème
noueux coïncidait, chez une petite fille de 11 ans et
demi, avec une angine et une pleurésie : ces affections
étaient-elles des manifestations du rhumatisme ?

Quant à l'érythème papuleux (1), nous trouvons
encore, dans le travail de M. Ferrand, l'observation
d'un cas dans lequel il accompagna une affection manifestement rhumatismale.

Observation XXXVII.

Thèse de Ferrand, obs. 4, rapportée par M. Laborde (résumée).

L... (Eugène), âgé de 10 ans, entre le 13 septembre 1862 à l'hôpital des Enfants, salle Saint-Jean, n° 19, dans le service de M. le
Dr Bouvier. Il est atteint d'un rhumatisme articulaire aigu, ayan

____

(1) Voir aussi l'observ. de M. Fernet, rapportée plus haut (obs. 20) p. 63.

débuté par une épistaxis abondante ; le rhumatisme occupe actuellement principalement le genou gauche sous forme d'une hydar-
throse considérable ; épanchement moins considérable dans le genou
droit. Le treizième jour de la maladie, les genoux se dégagent et
les hanches sont prises très-violemment ainsi que les coudes et
les épaules ; il survient en même temps une éruption assez abondante sur les parties latérales du cou, les épaules et la partie supérieure du thorax ; cette éruption est constituée par des papules
rougeâtres légèrement acuminées, confluentes, saillantes au tou-
cher, sans prurit ; pas de sudamina ; le malade est emmené par ses
parents avant d'être entièrement guéri de l'éruption et du rhumatisme.

Dans deux observations du mémoire de M. Roger (1), nous trouvons signalés des érythèmes non
noueux dans le cours d'un rhumatisme aigu ; nous
croyons ces exanthèmes assez rares chez les jeunes
sujets ; au moins nous n'en avons pu observer aucun
exemple cette année à l'hôpital des Enfants.

On a vu quelquefois le rhumatisme s'accompagner de *purpura* ; M. Blachez (2) en rapporte un
exemple observé chez un jeune homme de 18 ans,
qui présenta, en même temps qu'une éruption de taches sanguines, les signes d'une endocardite et des
douleurs articulaires bien caractérisées. Des faits
semblables se rencontrent-ils chez les enfants ?
MM. Duriau et Maximin Legrand, dans un travail
sur la péliose rhumatismale (3), donnent comme un
exemple de cette maladie l'histoire d'une petie fille de
11 ans, rapportée par B. Arnold (4) ; cette enfant, con-
valescente d'une pneumonie, fut prise de douleurs
aiguës dans les deux genoux ; ces articulations se cou-
vrirent, ainsi que les cuisses et les jambes, de taches

(1) Loc. cit., obs. 11 et 20.
(2) Gaz. hebd., 1865.
(3) Revue méd., 1858.
(4) Memorabilia ans der Praxis, juin 1856.

nombreuses, larges comme une lentille, d'une nuance variant du rouge au brun, elles ne disparaissaient pas à la pression du doigt, l'épanchement sanguin semblait avoir pour siége le voisinage d'un follicule pileux, rien d'anormal du côté des autres organes; il s'agit ici évidemment d'un purpura, mais nous ne croyons pas que la simple apparition de douleurs dans les genoux permette de donner à cette éruption la qualification de rhumatismale.

Nous en dirons autant des exemples de *rhumatisme* dit *hémorrhagique*, rapportés par M. Constantin Paul (1). Cet auteur parle d'une petite fille de 7 ans et demi, atteinte deux ans auparavant d'érythème noueux, et qui, à la suite d'une rougeole, fut prise de douleurs dans les jambes, particulièrement dans le genou gauche; en même temps, quatre ou cinq taches ecchymotiques, et d'autres plus petites, se montrèrent sur les membres inférieurs; le genou était fluctuant et tuméfié, probablement par un épanchement sanguin, car le lendemain on trouvait à son niveau une ecchymose. Deux jours après, survinrent un gonflement du poignet, suivi également d'une tache sanguine, puis une douleur à l'épaule et enfin de l'anasarque et de l'albuminurie; tous ces accidents disparurent au bout de quelques jours; le cœur ne présenta pas de bruit anormal. M. Constantin Paul voit dans ce fait un exemple de rhumatisme hémorrhagique; il se fonde sur la douleur, la chaleur et la tuméfaction que présentèrent quelques jointures et qui ne furent pas suivies des accidents de la suppu-

(1) C. Paul, Contribut. à l'hist. du rhum. Deux variétés de rhum. hémorrhagique. Arch. gén. de méd., 1864.

ration ; les taches de purpura sur les jambes sont, pour lui, les analogues de l'érythème noueux. Il rapproche ce cas d'une observation de Maréchal (1), rapportée par MM. Rilliet et Barthez et dans laquelle il s'agit d'une enfant de 14 ans ayant souffert d'un rhumatisme et qui fut reprise de douleurs articulaires, en même temps que de signes de scorbut, tels que gencives saignantes, etc. ; elle succomba, et l'autopsie fit constater des épanchements sanguins sous périostés au voisinage des articulations. Des faits analogues ont été également observés chez des enfants appartenant à des familles dans lesquelles on était sujet à l'hémophilie. Nous ne saurions voir là, comme l'auteur du mémoire que nous citons, du rhumatisme nous ne trouvons chez tous ces malades que des épanchements articulaires et aucune des autres manifestations de la diathèse, le cœur ne fut jamais pris ; tout au plus pourrait-on rapprocher ces faits de ce que Sauvages a décrit sous le nom de Rhumatisme scorbutique et qu'il caractérise par la mobilité des lésions articulaires, l'existence de pétéchies, l'œdème de la face, l'anasarque et des altérations de l'urine.

Mentionnons pour terminer ce sujet un fait rapporté par M. Ferrand, relatif à une jeune fille de 13 ans et demi, qui présentait une chorée accompagnée d'une affection cardiaque et qui fut prise d'une éruption de purpura accompagnée de violentes douleurs articulaires.

§ 7. — *Rhumatisme musculaire, torticolis.*

Le rhumatisme musculaire s'observe rarement dans l'enfance, nous ne l'avons jamais rencontré chez nos

(1) Maréchal, Journ. hebd., t. II, p. 260, et Rilliet et Barthez, t. II, p. 119.

petits malades isolé des manifestations de la diathèse
sur les jointures ; quelquefois seulement, dans nos
observations, des douleurs musculaires sont signalées
dans les prodromes ou la convalescence de la maladie
articulaire ; nous n'avons pas non plus trouvé, dans
les auteurs, d'exemples de rhumatisme musculaire
bien évidents, sauf pour ce qui concerne le torticolis ;
et encore, croyons-nous que cette dernière affection
siége plus souvent dans les articulations des vertèbres
cervicales que dans les muscles du cou. Notre malade
de l'observation 15 présenta pendant quelques jours
une inclinaison de la tête du côté droit, qu'on aurait
pu attribuer à un torticolis musculaire, mais l'enfant
rapportait la douleur qu'il éprouvait plutôt à la partie postérieure du cou qu'aux parties latérales, c'est
pour immobiliser une articulation douloureuse qu'il
contractait le sterno-mastoïdien. M. Gubler considère
le torticolis comme n'étant parfois qu'une arthrite
cervicale, c'est même, dit-il, une des arthrites spéciales de l'enfance.

M. Roger estime que le torticolis, par sa fréquence,
appartient en propre au jeune âge et il le compare au
lumbago qui est l'apanage de l'âge adulte. Le torticolis
est donc, pour cet auteur au moins, quelquefois une
affection musculaire ; quoi qu'il en soit, c'est certainement un accident dû au rhumatisme, car nous le
voyons s'accompagner des autres manifestations de
la diathèse. M. René Blache cite deux faits qui lui ont
été communiqués par M. Gubler et dans lesquels le
torticolis s'accompagnait d'une endocardite. Dans l'un,
l'affection cardiaque survint chez un enfant de 6 ans,
le quatrième jour de la maladie, et laissa des traces
persistantes, bien que les articulations des membres

n'aient présenté aucune douleur. Dans l'autre cas, c'est encore un petit garçon qui présentait en même temps un torticolis et une affection cardiaque ; il fut depuis, trois fois dans l'espace de quatre ans, repris sous l'influence du froid d'une fièvre intense avec douleurs cervicales et recrudescence dans les symptômes cardiaques, ce ne fut qu'à la cinquième attaque que le rhumatisme se manifesta sur les grandes articulations. M. Fernet (1) rapporte un fait dans lequel un torticolis musculaire succéda, chez un enfant de 13 ans et demi, à une endocardite assez forte, consécutive elle-même à un rhumatisme articulaire très-léger ; dans l'observation de névralgie rhumatismale rapportée par M. Rigal (obs 34), nous avons vu que cette affection s'accompagnait d'un torticolis.

D'autres fois, c'est la chorée qui suit ou accompagne le torticolis, M. Botrel en rapporte deux exemples, et M. Roger (2) a vu un petit garçon qui, trois mois après un torticolis de courte durée, fut pris d'une chorée très-intense et d'un bruit de souffle au cœur, sans avoir présenté aucune douleur dans les membres.

Quant aux formes diverses de rhumatisme musculaire, à sa localisation sur les différents groupes de muscles de la vie de relation ou de la vie organique, nous ne pouvons que répéter ce que nous disions au début de cet article, c'est que nous n'en connaissons aucun exemple relatif à l'enfance.

(1) Loc. cit., p. 77.
(2) Loc. cit., obs. 87.

CHAPITRE V.

ÉTIOLOGIE.

Le rhumatisme reconnaît chez les enfants les mêmes causes que chez les adultes, et les quelques considérations étiologiques que nous allons présenter ici ne porteront que sur des points de détail, nous ne nous arrêterons un peu longuement que sur le rôle joué par la scarlatine, comme cause déterminante des manifestations rhumatismales.

Comme cause prédisposante du rhumatisme, nous signalerons l'*hérédité*, dont l'influence est évidente; des renseignements ont été pris sur les antécédents de fa·mille de 26 de nos petits malades, et 14 fois on a trouvé des rhumatisants dans leurs ascendants. Fuller a pu constater l'influence de l'hérédité chez 8 enfants sur 15 qui furent traités pour le rhumatisme, à l'hôpital Saint-Georges, à Londres; cette influence manquait dans 6 cas et était incertaine dans un ; les statistiques de cet auteur démontrent, en outre, ce fait intéressant, que la proportion des cas héréditaires par rapport aux autres est d'autant plus forte qu'elle est relative à des sujets plus jeunes. M. Jaccoud (1) considère également que la prédisposition au rhumatisme, lorsqu'elle est transmise par les ascendants, peut se manifester dès l'enfance, tandis que le rhumatisme non héréditaire, qui serait de beaucoup le plus fréquent, ne survient que plus tard et se montre surtout entre 20 et 45 ans ;

(1) Traité de pathol., int. t. II, p. 540.

Chomel (1) professait déjà que lorsque les enfants sont atteints de rhumatisme, ce qui pour lui est contre la règle, c'est toujours sous la triste influence de l'hérédité.

On ne comprend guère quel rôle peut jouer le *sexe* dans la prédisposition au rhumatisme, surtout dans l'enfance où la manière de vivre des individus des deux sexes présente moins de différence que plus tard : aussi les statistiques conduisent-elles à des résultats contradictoires ; si nous nous en tenons à nos propres observations, les garçons semblent beaucoup plus sujets au rhumatisme que les filles ; nous croyons qu'un bien petit nombre des cas de rhumatisme observés cette année à l'hôpital des Enfants nous ont échappé et, bien qu'on reçoive dans cet établissement un nombre égal d'enfants des deux sexes, nous trouvons sur nos 47 malades, 31 garçons et seulement 16 filles. M. Rilliet et Barthez ont rencontré aussi le rhumatisme beaucoup plus souvent chez ceux-ci que chez celles-là, soit à l'hôpital, soit en ville, tandis que sur les 15 malades de Fuller, il y avait 11 filles et 4 garçons, et que sur une statistique (2) portant sur 473 rhumatisants traités dans une période de seize années, à l'hôpital des Enfants, de Londres, on trouve 252 filles et 226 garçons. Meigs et Pepper ont vu aussi plus souvent la maladie chez les filles que chez les garçons, bien qu'ils reconnaissent que ces derniers passent pour y être beaucoup plus prédisposés.

Quant à l'influence de l'*âge*, nous en avons déjà traité au commencement de ce travail, nous mention-

(1) Leçons cliniques, t. II, p. 135.
(2) Cité par Tuckwell in St-Bartholomew's Hosp. Rep., t. V, 1869.

nerons seulement ici l'opinion émise autrefois par Vogel (1) qui trouvait entre l'âge des malades et le siége du rhumatisme une correspondance assez constante pour la formuler en loi ; suivant lui, les affections rhumatismales occuperaient chez les jeunes gens les extrémités supérieures, la tête et la poitrine et les organes renfermés dans ces cavités, tandis que chez les sujets plus âgés la maladie siégerait de préférence aux extrémités inférieures, aux lombes et dans les intestins, les reins et la vessie ; si cette loi est exacte pour les viscères, elle l'est moins pour les membres, car chez les enfants les douleurs articulaires nous ont paru siéger plus souvent aux extrémités inférieures qu'aux supérieures.

Quant aux causes déterminantes du rhumatisme, la plus importante et peut-être la seule, c'est le *froid*, et surtout le froid *humide* ; elle est indiquée dans plusieurs de nos observations et elle le serait très-probablement plus souvent encore, si chez les enfants il n'était pas très-difficile d'avoir des renseignements exacts sur l'origine de leurs maladies ; la *scarlatine* est signalée aussi comme une cause de rhumatisme, et on admet même géréralement l'existence d'un rhumatisme scarlatineux ; cette forme de la maladie s'observe tout particulièrement chez les enfants à cause de la grande fréquence de la scarlatine à leur âge, et si jusqu'ici nous n'en avons qu'à peine parlé, c'est que nous avons cru que ce sujet méritait par son importance un article spécial.

Du rhumatisme scarlatineux. — Depuis longtemps

______
(1) Vogel, Dissertat. de rheumat. Gottingae, 1765.

des fluxions et des inflammations articulaires ont été
signalées dans certains cas de scarlatine ; Sennert, en
1619, paraît en avoir parlé le premier, il dit à propos
de cette fièvre éruptive: « in declinatione tandem mate-
« ria ad articulos extremorum transfertur, ac dolorem
« et ruborem in arthriticis excitat » (1) ; un grand
nombre d'auteurs constatèrent depuis les mêmes phénomènes et notèrent chez les scarlatineux non-seulement des douleurs articulaires, mais encore des phlegmasies des diverses séreuses ; c'est ainsi que Rœsch
rapportait trois exemples de scarlatine compliquée
d'accidents du côté des jointures, et dans un cas il y
avait en même temps une pleurésie et une péricardite;
on remarqua aussi que ces inflammations devenaient
facilement purulentes, et Duchâteau (2) publiait, en
1816, un cas de rhumatisme terminé par suppuration ;
les observations se multiplièrent ; dans une épidémie
de scarlatine, qui sévit à Edimbourg, dans les institu-
tions de charité pour les enfants, en 1835 et 1836, le
Dr Wood (3) rencontra 6 fois des douleurs rhumatismales chez les petits malades, et M. Grisolle (4) en
publiait deux exemples à la même époque. M. Noirot (5) dans son excellent traité sur la scarlatine, met-
tait la péricardite au nombre des complications de
cette maladie, et en se demandant si cette phlegmasie
est dans ce cas de nature rhumatismale, il parlait
également de l'endocardite, de la pleurésie et de la
péritonite chez les scarlatineux, ainsi que des inflam-

---

(1) Danieli Sennerti opera, édition de Lyon, 1841, t. II, p. 782.
(2) Société méd. d'émulation de Paris, 1816.
(3) Wood, Edinb. med. and surg., 1836, et Gaz. méd. de Paris, 1837.
(4) Journal hebdom. des sciences méd., 1836.
(5) Histoire de la scarlatine. Dijon, 1847.

mations articulaires qui ont été observées, dit-il, par Murray et Borsieri, et se sont rencontrées dans plusieurs épidémies. Les écrivains modernes signalent presque tous ces complications, nous ne ferons que citer MM. Rilliet et Barthez, West, Trousseau et Valleix. En 1856, M. Thore, de Sceaux (1), publiait un mémoire sur les épanchements dans le péricarde, à la suite de la scarlatine, mais nous devons dire que cet auteur rattache les accidents qu'il a observés plutôt aux hydropisies albuminuriques qu'aux phlegmasies rhumatismales. En 1858, M. Bourayne (2) consacrait sa thèse inaugurale au rhumatisme scarlatineux ; enfin, en 1870, M. Blondeau (3) insérait dans les *Archives de médecine* un mémoire sur quelques cas de cette affection qu'il avait eu l'occasion de rencontrer.

Aux faits rapportés par la plupart de ces auteurs et par quelques autres que nous aurons l'occasion de citer, nous pouvons ajouter ceux que nous avons recueillis cette année à l'hôpital des Enfants. Dans un cas, nous voyons un enfant pris, au septième jour d'une scarlatine, de douleurs et de fluxions articulaires qui se généralisent à un grand nombre de jointures et s'accompagnent d'une endocardite.

OBSERVATION XXXVIII.

Scarlatine· le huitième jour, doul. articul., puis endocardite ; plus tard accidents urémiques et pleurésie. Guérison complète.

L... (Louis), âgé de 9 ans et demi, entre le 7 mai 1872 à l'hôpital des Enfants, salle Saint-Jean, n° 33, dans le service de M. le Dr Labric. Cet enfant, d'un aspect délicat, appartient à une famille de

(1) De l'hydropéricarde aiguë consécutive à la scarlatine. Arch ·gén. de méd., 1856.
(2) Bourayne, Du rhumatisme dans la scarlatine. Thèses de Paris, 1858.
(3) Scarlatine et rhumatisme, Arch. gén. de méd., 1870.

rhumatisants; son père, sa mère, ses frères et ses sœurs ont souffert de douleurs dans les jointures; seul il a échappé jusqu'ici à
ces accidents; l'unique maladie que nous trouvions dans ses antécédents est une variole l'année dernière. Il entre dans nos salles
pour une scarlatine qui en est au premier jour de l'éruption;
l'érythème et l'angine sont peu prononcés; le surlendemain survient une fièvre assez vive avec délire; la rougeur devient très-
confluente, pas d'albumine; ces phénomènes se prolongent pendant
quatre jours; puis, le 14 mai, huitième jour de l'éruption, le
malade est pris de douleurs et de gonflement dans les poignets, et
le surlendemain 16, des mêmes phénomènes dans les genoux. Le
17, la fièvre est vive, temp. 39°4. (Sulfate de quinine, 1 gr.; huile de
ricin, 15 g.; baume tranquille.) Le 18, les douleurs ont diminué
dans les poignets et les genoux, mais les cous-de-pied sont pris,
et en auscultant le cœur, on entend un léger bruit de souffle;
temp., 39°4. Le 20, la desquamation se fait en larges plaques
sur les mains, les douleurs articulaires sont moins fortes, mais le
souffle cardiaque est plus prononcé; fièvre moins vive; temp., 38°3;
Le 21, temp., 38°8. Le 22, la fièvre est augmentée; temp., 39°5 le
matin; 39°4 le soir; le bruit de souffle est très prononcé. (Vésicatoire précordial; teint. de digitale, 20 gouttes). Le 23, moins de
fièvre; temp., 38°7; le malade se plaint de douleurs dans les deux
genoux, les deux cous-de-pied, les deux poignets et l'épaule
gauche; le soir, pouls irrégulier et intermittent, pas d'albuminurie. Le 24, temp., 37°8; le souffle cardiaque persiste; il est râpeux, nettement systolique et ne s'accompagne pas de frottement;
pouls lent et un peu irrégulier; le soir, les douleurs articulaires ont
presque disparu; temp., 37°4. (Teint. de digitale, 10 gouttes). Le 15,
pouls très-lent, ne bat que 54 fois par minute. (On supprime la
digitale). Le 26, desquamation générale sur le ventre et les jambes, plus de trace de douleur ni de gonflement sur aucune articulation, 54 pulsations. Le 28, les battements du cœur sont toujours
irréguliers; la face est pâle, œdématiée; pas d'albuminurie,
(Eau-de-vie allemande, 15 g.) Amélioration les jours suivants; le
pouls redevient régulier. Le 3 juin, on n'entend plus le souffle au
cœur; le 6 juin, le pouls redevient un peu irrégulier. Le 7, le malade est pris de vomissements, de délire et de convulsions; l'albumine apparaît pour la première fois dans les urines, qui, le 11,
sont même un peu sanguinolentes; les accidents nerveux se prolongent jusqu'au 15; à ce moment, apparaît une pleurésie dans
le côté droit; l'albuminurie disparaît, l'épanchement pleural se ré-
sorbe bientôt; le pouls présente encore pendant quelque temps
fréquemment des irrégularités; la convalescence s'établit lente-
ment. Dans le commencement de juillet, le malade présente plusieurs abcès sous-cutanés qui nécessitent des incisions; il se lève

pour la première fois le 12 juillet, et quitte l'hôpital le 19 août; il
ne présente plus, à ce moment, aucun phénomène anormal du
côté du cœur ou de la plèvre, et les jointures n'ont pas été reprises
de douleurs depuis le 26 mai.

Dans un autre cas, le rhumatisme apparaît le sixième
jour de la scarlatine, la maladie s'étend à plusieurs
jointures, mais le cœur n'est pas atteint.

OBSERVATION XXXIX.

Scarlatine, rhumatisme articulaire apparaissant le sixième jour de l'éruption.

F..., âgé de 10 ans et demi, entre le 24 juin 1872 à l'hôpital des
Enfants, salle Saint-Jean, n° 16, dans le service de M. le Dr Labric; il n'a jamais eu, jusqu'ici, de rhumatisme; sa mère a
souffert de douleurs dans les jambes; il entre à l'hôpital avec une
fièvre assez vive, temp. 39°2; une angine datant de deux jours, et
des taches rouges sur la peau; le lendemain, l'éruption scarlatineuse est bien caractérisée; les amygdales sont fortement enflam-
mées et se couvrent de fausses membranes; le mouvement fébrile
est très-prononcé.

Le 27. Temp., 40°2.

Le 29 au soir. Temp., 40°.

Le 30. Le malade est pris de douleurs dans les poignets et les cous-
de-pied des deux côtés; ces douleurs sont peu intenses et ne s'accompagnent pas de gonflement; la fièvre n'est pas très-vive;
temp., 38°6 matin et soir.

1er juillet. Douleurs dans les genoux et les hanches; celles
des poignets persistent, tandis que celles des cous-de-pied ont
disparu; pas de bruit anormal au cœur, l'angine est améliorée,
bien qu'il persiste encore quelques fausses membranes dans le
fond de la gorge; pas d'albuminurie; temp. 39°4 le matin, 40° le
soir. Baume tranq. sur les jointures, eau-de-vie allemande 15 gr.

Le 2. La douleur est surtout prononcée dans le genou droit;
temp. 40° le matin, 40°2 le soir. — Sulf. quinine, g. 0,60.

Le 3. C'est le genou gauche qui est le plus douloureux; temp.
39°4. (Sulf. quinine, 0,75; ext. thébaïque, 0,08; lav. purgatif.) Le
soir, 38°3.

Le 4. Les genoux sont moins gonflés, un peu de douleur cervi
cale; temp. 38°4. (Sulfate de quinine, 1 gr.; ext. thébaïque, 0,06.)
Le soir, temp., 39°2; la douleur au niveau de l'articulation de la
tête persiste.

Le 5. La fièvre est tombée; temp. 37°3 le matin, 37°6 le soir.
Encore un peu de douleur au cou; il n'y en a dans aucune autre
articulation.

Picot.   10

Le 7. Plus de douleur nulle part.

Le 10. La desquamation se fait à la face; elle commence, lendemain, aux pieds et aux mains, et la convalescence se fait sans albuminurie ni réapparition de douleurs articulaires.

Le malade quitte l'hôpital guéri le 29 juillet.

Chez un autre de nos malades, âgé de 8 ans, nous avons vu apparaître, dans le cours d'une scarlatine dont le début avait été assez intense, des douleurs articulaires le huitième jour de l'éruption ; ces douleurs restèrent limitées aux poignets, furent peu vives, et ne s'accompagnèrent ni de gonflement ni d'aucun phénomène du côté du cœur; elles disparurent en deux jours, pour ne plus reparaître. Enfin, dans un autre cas, nous avons vu, après une scarlatine dont la période aiguë se passa sans aucun accident du côté des jointures, une endocardite apparaître dans la convalescence, avec quelques douleurs articulaires très-fugaces. Voici cette observation :

Observation XL.

Scarlatine bénigne, dans la convalescence endocardite; guérison.

C.... (Eugène), âgé de 9 ans 1/2, entre le 22 avril 1871 à l'hôpital des Enfants, salle Saint-Jean, n° 13, dans le service de M. le Dr Labric. Cet enfant n'a jamais souffert de douleurs rhumatismales, on n'y est pas sujet dans sa famille ; il entre dans nos salles pour une scarlatine, qui suit sa marche habituelle et ne s'accompagne d'aucun phénomène anormal; pas d'albuminurie; l'enfant était déjà convalescent et sortait dans la cour de l'hôpital, lorsque, vers le 25 mai, il ressent une douleur dans la région du cœur; il perd son entrain et présente un peu de fièvre.

Le 3. En auscultant son cœur on y entend un bruit de souffle assez net avec maximum à la pointe de l'organe.

Le 4. Mêmes symptômes, pas de douleurs articulaires, pas d'albuminurie.

Le 5. Id. (Teinture de digitale 15 gouttes). Le soir, l'enfant accuse quelques douleurs dans l'épaule et le genou droits.

Le 6. Ces phénomènes ont disparu; l'enfant ressent quelques

douleurs, probablement musculaires, dans la cuisse gauche. — Eau-de-vie allemande 15 g.

Le 7. Toutes les douleurs ont disparu, mais le souffle endocarcardiaque persiste et s'accompagne toujours d'un léger mouvement fébrile.

Le 8. Temp. 38o2.

Le 9. Le malade accuse une douleur dans la hanche, mais sans en déterminer exactement le siége,

Le 11. La fièvre est tombée.

Le 13. Le souffle cardiaque est presque imperceptible.

L'enfant se lève le 17, et quitte l'hôpital le 19.

Chez les trois premiers de ces malades, nous voyons les accidents articulaires apparaître à la fin de la première semaine à partir du début de l'éruption scarlatineuse ; c'est ce que nous trouvons noté dans un grand nombre des faits rapportés par les auteurs ; d'autres fois, c'est plus tard, dans la convalescence de la scarlatine, que les jointures et le cœur sont pris, M. Rendu nous a communiqué l'observation d'un petit garçon de 9 ans, malade dans le service de M. Roger, qui fut atteint de douleurs dans le coude et dans l'épaule gauches, un mois après le début de l'éruption.

C'est généralement par les jointures découvertes que le rhumatisme scarlatineux se manifeste en premier lieu ; ce sont les poignets qui se prennent d'abord ; aussi pour M. Roger, c'est toujours l'impression du froid qui est la cause déterminante des accidents rhumatismaux. La maladie peut rester limitée aux poignets, aux doigts comme nous l'avons observé chez un de nos malades, mais souvent elle s'étend a un grand nombre d'articulations (voir nos obs. 38 et 39); le rhumatisme scarlatineux a cependant moins de tendance à se généraliser que le rhumatisme ordinaire. Les douleurs et la tuméfaction sont le plus souvent peu accusées ; quelquefois ce n'est qu'en pressant sur les jointures malades qu'on détermine de la souffrance Trousseau fait aussi remarquer que cette forme de rhumatisme ne revient pas sur les articulations qu'elle a quittées.

Quant aux complications cardiaques, elles seraient moins fréquentes que dans le rhumatisme ordinaire, nous retrouvons cependant encore ici la prédisposition des enfants rhumatisants pour les phlegmasies des séreuses du cœur. M. Bourayne rapporte 14 observations de malades atteints de fluxions articulaires dans le cours de la scarlatine, deux de ces malades étaient des enfants, et c'est chez ces deux-là seulement que se trouve notée une endocardite ; notre malade de l'observation 38 eut le cœur pris et il en fut de même chez deux enfants du service de M. Roger, atteints cette année de rhumatisme scarlatineux. Quelquefois même l'affection cardiaque est la seule manifestation de la complication rhumatismale ; chez notre malade de l'observation 40, elle se montra presque seule, et nous avons trouvé plusieurs faits analogues, dont l'un est rapporté dans la thèse de M. R. Blache (1) : une endocardite se montra dans la convalescence d'une scarlatine, chez un petit garçon de 10 ans sans aucune manifestation articulaire.

Nous devons noter un fait important pour le pronostic à propos de l'endocardite scarlatineuse ; c'est qu'elle guérit fréquemment sans laisser de trace ; c'est ce que nous voyons chez notre malade de l'observation 38, chez celui de M. Blache et chez d'autres enfants dont les observations sont rapportées par

(1) Loc. cit., p. 129.

MM. Roger (1), Larcher (2) et Martineau (3) ; des souffles manifestement organiques disparurent complètement dans un temps assez court; il n'en est cependant pas toujours ainsi, quelquefois le bruit
anormal persiste longtemps comme dans un cas rapporté par le Dr Willshire (4) et nous savons que
la scarlatine est rangée au nombre des causes des
affections organiques du cœur dans l'enfance.

Nous n'avons pas eu l'occasion d'observer, dans le
cours du rhumatisme scarlatineux, de péricardite ni de
pleurésie, mais nous savons que ces accidents ont été
signalés par plusieurs auteurs.

Les manifestations articulaires dans la scarlatine,
ont généralement une durée assez courte, quelquefois
ce sont de simples douleurs fugitives qui disparaissent en moins de quarante-huit heures ; elles se terminent le plus souvent par la guérison : c'est ce que
nous avons observé chez tous nos malades. Dans quelques cas cependant la maladie peut revêtir une grande
gravité, les fluxions articulaires deviennent de véritables inflammations, qui arrivent jusqu'à la suppuration et emportent le plus souvent le malade; West
insiste sur le fâcheux pronostic de ces arthrites purulentes, et M. Bouchut en rapporte un exemple fatal,
relatif à une petite fille de 7 ans. Ce ne sont pas seulement les jointures qui peuvent suppurer dans ces cas
graves; la pleurésie et la péricardite purulentes ne
sont pas très-rares à la suite de la scarlatine.

Quelle est la nature de ces accidents du côté des

(1) Loc. cit., obs. 16.
(2) Union médic., 1870, t. I, p. 88.
(3) Union méd., 1864.
(4) Lancet, 1855, t. II, p. 516.

articulations et du système séreux en général qui s'observent à la suite de la scarlatine ? Devons-nous y voir des manifestations rhumatismales analogues à celles que nous avons étudiées jusqu'ici et pour lesquelles la scarlatine ne joue le rôle que de cause déterminante, ou avons-nous affaire à des phénomènes provoqués directement par la scarlatine sans qu'il soit besoin d'invoquer d'autre influence pour les expliquer ? En d'autres termes, y a-t-il un rhumatisme scarlatineux, ou y a-t-il seulement des arthrites, des endocardites, des péricardites, des pleurésies scarlatineuses ? Il est difficile de répondre d'emblée à une question semblable. On peut objecter à la théorie du rhumatisme scarlatineux, le fait que la suppuration est une terminaison tout à fait exceptionnelle dans le rhumatisme, tandis que les phlegmasies des séreuses survenues dans le cours de la scarlatine ont parfois de la tendance à devenir purulentes. On a remarqué aussi que c'est plus particulièrement dans certaines épidémies que les douleurs articulaires ont été fréquemment observées : c'est ainsi que M. Pons (1) les a constatées dans la moitié des cas dans une épidémie de scarlatine qui sévit à Nérac en 1861, tandis que généralement ces accidents se montrent moins souvent ; il semblerait donc que c'est le génie épidémique plus que la prédisposition rhumatismale qui présiderait à leur apparition ; mais, d'autre part, nous voyons que deux de nos malades (obs. 38 et 39), avaient des parents rhumatisants et que chez eux, dans le cours de la scarlatine, plusieurs articulations se prirent successivement, les douleurs passèrent de l'une à l'autre,

(1) Union méd., 1864.

absolument comme dans le rhumatisme ordinaire, et si nous recherchons l'opinion des cliniciens les plus compétents, nous trouvons que Trousseau admettait le rhumatisme scarlatineux, que Monneret (1) était disposé à voir dans cette affection l'association du rhumatisme et de la scarlatine et que M. Roger (2) considère les fluxions arthritiques de la scarlatine compliquées d'affections cardiaques comme étant de nature rhumatismale. Pour M. Bouchut, le rhumatisme scarlatineux a la même forme que le rhumatisme ordinaire et M. N. Gueneau de Mussy (3) rapporte le fait d'une jeune fille de 14 ans dont la mère était très-sujette aux douleurs rhumatismales et qui fut prise d'une scarlatine à forme anomale, s'accompagnant d'accidents cérébraux graves; le septième jour cette enfant fut atteinte d'arthrites multiples dans les membres supérieurs, puis trois jours après d'une péricardite. A ce propos, M. Guéneau de Mussy déclare que depuis 34 ans, il a presque toujours trouvé des antécédents d'arthritisme ou de rhumatisme, chez les sujets qu'il a vus atteints d'arthrites scarlatineuses ou blennorrhagiques, aussi admet-il que la scarlatine comme la blennorrhagie ne sont que les causes occasionnelles de ces accidents, elles peuvent leur imprimer leur cachet, mais la racine pathogénique de ces phénomènes est ailleurs. « Ce n'est pas par hasard, dit aussi M. Peter (4), qu'on a des accidents rhumatismaux sous l'influence de la scarlatine, mais bien parce qu'on est rhumatisant. » Et nous pouvons en

(1) Path. int., t. III, p. 422.
(2) Recherches cliniques sur les mal. des enf., p. 172.
(3) Gaz. des hôp., 1871, p. 305.
(4) Union méd., 1870, t. I, p. 789.

donner comme preuve le fait que ce n'est pas seulement des manifestations du côté du système séreux
qui se développent sous l'influence de la scarlatine,
mais encore d'autres accidents que nous savons liés
au rhumatisme, c'est ainsi que MM. Bourayne, Pons
et Peter citent des exemples de douleurs musculaires
survenues à la suite de la scarlatine ; M. Blondeau a vu un érythème noueux apparaître, le
dixième jour d'une scarlatine, chez un petit garçon de
5 ans, dont la sœur, âgée de 10 ans, présentait,
quelques jours après, une scarlatine qui s'accompagna
de douleurs étendues à un grand nombre d'articulations ; le père de ces enfants était sujet à des douleurs
rhumatismales musculaires et névralgiques. Trousseau signale le fait que la chorée peut succéder à la
scarlatine, et Hughes (1), Ogle (2), Fuller (obs. 33) et
M. Roger (3) rapportent chacun un exemple d'une
danse de Saint-Guy consécutive à un rhumatisme
scarlatineux ; M. Martineau a vu à l'hôpital des Enfants deux cas de chorée survenue à la suite de
la scarlatine, et dans ces deux cas les malades présentaient en même temps un bruit de souffle intense à la
pointe du cœur. M. Long (4) cite un fait de chorée chez
une petite fille de 5 ans, succédant directement à une
scarlatine.

Tout nous porte donc à croire que la scarlatine n'a-
git dans la production de ce qu'on a appelé le rhumatisme scarlatineux qu'en réveillant chez les sujets
déjà prédisposés les manifestations de la diathèse

(1) Loc. cit.
(2) Lancet, 1869, t. I, p. 460.
(3) Mémoire cité, obs. 76.
(4) Long, Considérations sur la chorée. Thèses de Paris, 1860.

rhumatismale, mais rien n'empêche d'admettre qu'elle leur imprime son cachet spécial. Nous savons que la scarlatine détermine volontiers la suppuration et qu'il n'est pas rare d'observer à sa suite des abcès sous-cutanés (voir notre obs. 38), des écoulements purulents des oreilles, etc. Il n'est donc pas étonnant que l'arthrite, la péricardite et la pleurésie rhumatismales suppurent quelquefois lorsqu'elles surviennent dans le cours de la scarlatine. Nous devons cependant dire que quelques auteurs, à l'exemple de Garrod (1), paraissent distinguer des fluxions rhumatismales de la scarlatine, les arthrites purulentes consécutives à la même affection.

Comment expliquer cette affinité de la scarlatine et du rhumatisme, qui se manifeste par la tendance qu'a la première de ces affections à favoriser le développement des accidents de la seconde ? Faut-il admettre avec Betz d'Heilbronn une relation essentielle, si ce n'est une identité complète entre les deux maladies ? Mais elles diffèrent sous trop de points de vue pour que cette opinion soit soutenable. Alison pensait que c'était à un excès de composés cristallisables chez les scarlatineux qu'il fallait attribuer les accidents articulaires qu'ils présentent quelquefois; cette théorie que M. Noirot est disposé à adopter rappelle une de celles qui ont été proposées pour expliquer le rhumatisme en général. Nous n'essayerons pas de discuter ici cette opinion qui ne repose guère que sur des hypothèses, nous préférons nous en tenir pour le moment à la simple constatation des faits, et attendre les progrès de la science.

(1) Garrod in Reynold's, A System of medicine, London 1868, t. I, p. 902.

CHAPITRE VI.

DIAGNOSTIC.

Le diagnostic du rhumatisme articulaire aigu est généralement facile ; la mobilité des douleurs, leur siége , la fièvre qui les accompagne feront reconnaître la maladie ; cependant, comme souvent chez les enfants, les symptômes articulaires présentent peu d'intensité et ne s'accompagnent que d'une réaction fébrile très-légère, on pourrait prendre quelquefois pour de simples douleurs de croissance de véritables arthralgies rhumatismales ; aussi lorsqu'un enfant accuse de la souffrance au niveau des jointures, ne faut-il jamais négliger l'auscultation du cœur ; quelquefois on trouvera ainsi les signes évidents d'une endocardite ou d'une péricardite, qui ne permettront plus d'hésiter sur la nature des accidents articulaires.

D'autres fois le rhumatisme débute par un état fébrile qui peut se prolonger un jour ou deux avant qu'apparaissent les symptômes caractéristiques; on pourra alors penser à quelque autre affection aiguë, telle qu'une fièvre typhoïde, une pneumonie ; mais le doute disparaîtra rapidement dès qu'apparaîtront des douleurs articulaires ou quelquefois les signes d'une affection cardiaque. Meigs et Pepper rapportent un cas dans lequel l'intensité de la fièvre faisait supposer une pleurésie ou une pneumonie dont on ne trouvait cependant aucun signe physique, lorsque la troisième jour apparut une douleur à la hanche droite; on examina alors le cœur avec soin et on y découvrit un souffle doux qui yenait éclairer sur la nature de la maladie. Dans notre observation 35 nous avons rapporté l'histoire d'une jeune fille qui entra dans le service de M. Roger, avec de la fièvre, une angine et un facies typhoïde; on pouvait hésiter sur le diagnostic, mais à ces symptômes se joignait une douleur dans l'épaule, qui, avec les antécédents de la malade, permettait de reconnaître le rhumatisme; la suite de l'observation justifia ce diagnostic.

Quelques affections de l'enfance peuvent être prises pour du rhumatisme; M. Roger signale le *rachitisme* qui, chez les très-jeunes sujets, se présente quelquefois avec des symptômes inflammatoires, de la fièvre, de la douleur et du gonflement des os, surtout au voisinage des articulations des membres; mais l'âge peu avancé des malades fera déjà écarter l'idée du rhumatisme, et bientôt la marche de la maladie et les déformations caractéristiques qu'elle amène ne permettront plus de la méconnaître.

Les *épanchements purulents articulaires* survenus chez les nouveau-nés sous l'influence de l'état puerpéral ne peuvent être confondus avec les fluxions articulaires du rhumatisme, cette maladie ne se présentant pas dans les premiers mois de la vie. Quant aux arthrites suppurées de la pyohémie et de la variole, il suffit de connaître leur origine pour les rapporter à leur véritable cause.

Les *collections sanguines* qui se produisent au voisinage ou dans l'intérieur des jointures, et dont nous avons signalé quelques exemples chez les enfants, se reconnaîtront aux symptômes concomitants; l'ecchymose articulaire, les taches de purpura, l'état fongueux des gencives, l'absence de phlegmasie cardiaque empêcheront de les prendre pour des accidents dus au rhumatisme ; elles sont d'ailleurs fort rares.

Il est une maladie qui se présente assez fréquemment dans le jeune âge et qui est quelquefois confondue à son début avec le rhumatisme articulaire, nous voulons parler de la *périostite phlegmoneuse diffuse* ; cette affection s'annonce souvent par de la douleur au voisinage d'une articulation ou quelquefois même par de la douleur dans plusieurs points à la fois ; c'est ainsi que M. Roger a observé un enfant qui fut pris d'une fièvre intense, avec douleur et gonflement de l'épaule gauche et des deux jambes ; on crut d'abord à un rhumatisme articulaire aigu, mais bientôt des abcès se manifestèrent à l'extrémité supérieure de l'humérus et inférieure des deux tibias. Dans quelques cas on a vu la périostite s'accompagner d'une endocardite, d'une péricardite ou d'une pleurésie. Stone (1) rapporte l'histoire d'une jeune fille de 15 ans qui fut admise à l'hôpital comme atteinte d'un rhumatisme compliqué d'une affection cardiaque, elle mourut le jour même et on trouva à son autopsie un abcès sous-périostique du radius, une pleurésie et une péricardite séro-plastiques avec un abcès des parois du cœur. M. Culot (2) à côté de ce fait en rapporte d'autres analogues ; et nous trouvons aussi dans la thèse de M. R. Blache (3) un exemple d'endopéricardite observée dans le cours d'une périostite phlegmoneuse dans le service de M. Giraldès. On comprend que ces phénomènes puissent faire quelquefois con-

(1) Stone, Med. Times, 1859.

(2) Culot, De l'inflammation primitive aiguë de la moelle des os. Th. de Paris, 1871.

(3) Loc. cit., p. 116.

fondre cette affection avec le rhumatisme. M. Louvet (1) rapporte un cas où un petit malade atteint de périostite fut placé par erreur dans un service de médecine à l'hôpital des Enfants, et un fait du même genre s'y est encore passé cette année. Disons cependant que le siége de la tuméfaction au-dessus ou au-dessous d'une jointure et non au niveau de la capsule articulaire, l'intensité de la fièvre, la gravité des symptômes généraux devront dans la plupart des cas faire éviter dès le début une erreur que la marche de la maladie et principalement la formation rapide d'une collection purulente feraient d'ailleurs bien vite reconnaître.

Nous devons ajouter que quelques auteurs ont voulu voir dans la périostite phlegmoneuse diffuse une manifestation du rhumatisme; Schützenberger l'avait même appelée *périostite rhumatismale*, nom qu'elle porte encore quelquefois. On peut invoquer en faveur de cette idée l'existence, dans quelques cas, d'antécédents rhumatismaux chez les malades atteints de cette affection, le rôle que paraît jouer dans son étiologie le froid et l'humidité, enfin le fait qu'elle peut s'accompagner d'affections cardiaques; mais le siége de la maladie sous le périoste et non dans les articulations, et la rapidité avec laquelle elle devient purulente la distinguent des manifestations du rhumatisme. Quant aux lésions du cœur qu'on a quelquefois rencontrées en même temps qu'elle, elles se compliquent souvent d'apoplexie pulmonaire, d'abcès métastatiques viscéraux qui indiquent que leur ori-

(1) Louvet, De la périostite phlegmoneuse diffuse, th. de Paris, 1867, p. 31

gine doit être attribuée bien plutôt à la septicémie ou à la pyohémie qu'à la diathèse rhumatismale.

M. Roger parle de la confusion possible d'un rhumatisme vertébral et d'une *méningite spinale ;* le renversement de la tête en arrière, la raideur du tronc qui s'observent quelquefois lorsque les articulations des vertèbres cerviales sont envahies par le rhumatisme sont également des signes de l'inflammation des méninges spinales ; M. Roger estime que dans ce cas, la considération de l'âge est importante pour le diagnostic ; si le sujet est très-jeune, on se rappellera que le rhumatisme est très-rare avant 2 ans. Disons aussi que si les enveloppes de la moelle ou cet organe lui-même sont malades, on pourra observer dans la sensibilité et la motilité des membres ou dans la contractilité des pupilles des phénomènes qui n'appartiennent pas au rhumatisme vertébral.

Quant au diagnostic des complications du rhumatisme, nous en avons parlé déjà à propos des principales d'entre elles ; répétons encore que surtout chez les enfants on doit examiner le cœur et la plèvre dès que les jointures sont douloureuses et que cette exploration ne doit pas non plus être négligée chez les choréiques : nous savons en effet que le plus souvent, la chorée rhumatismale s'accompagne d'une affection cardiaque.

CHAPITRE VII.

PRONOSTIC.

Si l'on ne tient compte que de sa gravité immédiate, le rhumatisme est une affection plus bénigne chez les enfants que chez les adultes ; nous avons vu que dans le jeune âge la maladie a une durée généralement assez courte, les douleurs articulaires, les sueurs, la fièvre atteignent rarement une grande intensité ; les phlegmasies viscérales elles-mêmes peuvent ne s'accompagner que d'une réaction générale légère, et l'endocardite guérit quelquefois sans laisser de trace. Nous avons dit aussi que le rhumatisme cérébral est moins souvent mortel dans l'enfance que dans un âge plus avancé ; mais d'autre part la très-grande fréquence des complications cardiaques chez les jeunes sujets, même dans les cas de rhumatisme subaïgu, et les redoutables conséquences auxquelles ces affections exposent trop souvent le petit malade pour le reste de sa vie, aggravent singulièrement le pronostic de la maladie au point de vue de l'avenir ; quelquefois même, comme nous en avons rapporté des exemples, c'est très-rapidement que les accidents liés aux lésions organiques du cœur se développent chez les enfants à la suite d'une endopéricardite rhumatismale. Notons encore la chorée comme une manifestation parfois très-rebelle du rhumatisme et qui est presque spéciale à l'enfance et nous pourrons conclure avec M. Claisse, que si le pronostic immédiat du rhumatisme est plus favorable à l'enfant, le pronostic ultérieur est plus favorable à l'adulte.

CHAPITRE VIII.

TRAITEMENT.

Ce chapitre sera court ; le rhumatisme se traite chez les enfants comme chez les adultes et présente peu d'indications spéciales. On aura rarement besoin de recourir chez eux à des médications énergiques puisque la maladie revêt le plus souvent à leur âge une faible intensité ; le grand désidératum serait de pouvoir prévenir les complications qui dans l'enfance constituent le principal danger du rhumatisme, malheureusement jusqu'ici aucune des médications proposées ne remplit cette indication d'une manière satisfaisante ; les saignées, le tartre stibié, les alcalins, les mercuriaux, la vératrine, le sulfate de quinine n'empêchent pas le développement de l'endocardite et de la péricardite rhumatismales, non plus que celui de la chorée ; on est réduit le plus souvent à combattre tant bien que mal des accidents qu'on n'a pu prévenir.

Lorsque le rhumatisme se borne à ses manifestations articulaires, le meilleur traitement sera souvent une simple médecine de symptômes. Nous ne voyons guère dans quel cas les *émissions sanguines* ou le *tartre stibié* pourraient être recommandés ; ce ne serait que lorsque les symptômes fébriles revêtiraient une intensité extrême, ce qui s'observe bien rarement dans l'enfance ; la saignée a le grave inconvénient d'augmenter l'anémie déjà si fréquente chez les rhumatisants, et le tartre stibié est un agent très-pénible à supporter pour des sujets chez lesquels le moindre

mouvement peut exaspérer les douleurs ; les vomitifs
et les purgatifs doivent être évités autant que possible dans la période aiguë du rhumatisme.

Un médicament qui nous paraît plus indiqué,
c'est le *sulfate de quinine;* nous l'avons vu faire baisser
la fièvre assez rapidement chez quelques-uns de nos
malades ; on peut l'employer sans inconvénient à la
dose de 0 gr. 50 à 1 gr. par jour en plusieurs prises, chez
les jeunes sujets à partir de 8 à 9 ans ; au-dessous de
cet âge on le donnera à des doses un peu moins fortes.
On a reproché à cet agent la répugnance que son
amertume extrême inspire aux enfants ; nous n'avons
cependant pas vu nos petits malades refuser de le
prendre ; on peut le masquer plus ou moins dans du
café noir ou l'enfermer dans du pain à chanter et le
faire prendre avec des confitures.

La *teinture de colchique* associée à la *teinture de digitale* (deux parties de la première pour une de la seconde)
est recommandée par M. Roger ; il emploie ce mélange
à la dose de 10 à 40 gouttes ; on peut reprocher à cette
médication de provoquer facilement des coliques et
de la diarrhée.

La *vératrine,* prônée par Piedagnel et appliquée par
M. Bouchut au traitement du rhumatisme de l'enfance,
agit particulièrement sur l'état fébrile ; elle fait baisser
la température et ralentit le pouls ; elle présente les
mêmes inconvénients que la teinture de colchique , et
mal administrée, elle risque d'amener des accidents
graves. M. Bouchut, afin d'éviter les troubles digestifs
qu'elle peut produire, ne l'emploie qu'à dose très-
faible et l'associe à l'opium ; il commence par administrer à ses malades une seule pilule contenant
5 milligrammes de vératrine et une quantité égale

d'extrait thébaïque et il pousse progressivement les jours suivants le nombre des pilules à cinq ou même sept en vingt-quatre heures. Il attribue une grande efficacité à cette médication qu'on peut employer, dit-il, même lorsque le cœur est envahi par le rhumatisme; cependant, si nous en jugeons par les faits qu'il a publiés (1), la longueur de la maladie chez ses petits malades n'a pas été fort abrégée. Nous ne devons pas oublier que dans le jeune âge le rhumatisme n'est souvent qu'une affection de courte durée et que par conséquent il ne faut pas attribuer trop facilement à un médicament des résultats dus à la seule action de la nature.

Le *nitrate de potasse* et les *bicarbonates alcalins* ont été également recommandés ; Fuller prône particulièrement ces derniers ; pour lui le rhumatisme étant caractérisé par la présence de l'acide lactique dans le sang, on comprend qu'il cherche à neutraliser cet agent en introduisant des composés basiques dans l'économie; nous ne les avons pas vus employés chez nos malades ; nous avons vu administrer le nitrate de potasse, à la dose de 2 gr. par jour ; pris à cette quantité ce sel ne peut déterminer aucun des accidents dont on l'a accusé.

Le traitement le meilleur nous paraît devoir consister le plus souvent à combattre les symptômes prédominants de la maladie à mesure qu'ils se présentent, et l'indication principale sera de calmer la douleur.

L'opium est de tous les médicaments celui qui remplira le mieux ce but ; on débutera par de faibles

(1) Gaz. des hôp., 1862, p. 337, et 1863, p. 29.

doses, surtout chez les plus jeunes sujets, 1 ou 2 centigrammes suffiront quelquefois, mais on peut le porter beaucoup plus loin; nos malades prenaient 5 centigrammes d'opium sans éprouver aucun accident. M. Roger arrive à donner progressivement en un jour jusqu'à 20 centigrammes d'opium dans une potion gommeuse à ses petits rhumatisants, et pour Fuller, cet agent peut être administré sans la moindre crainte aux enfants à la dose d'un demi-grain (3 centigr.) toutes les trois ou quatre heures. La *poudre de Dower* (0 gr. 20 à 0 gr. 60) a été proposée dans le même but, elle est à la fois sudorifique et calmante; le *chloral* et le *bromure de potassium* seront donnés dans le cas où l'opium serait difficilement supporté, mais ce dernier médicament nous inspire peu de confiance.

Les applications topiques sur les parties malades ne doivent pas être négligées; on enveloppera les jointures douloureuses d'ouate imbibée de baume tranquille ou mieux encore de laudanum; on peut se servir également d'un liniment chloroformé; MM. Rilliet et Barthez recommandent la formule suivante :

    Huile d'amandes .   .   .   30 grammes.
    Chloroforme   8   »
    Laudanum de Sydenham.   2   »

Les mêmes auteurs disent s'être bien trouvé pour le soulagement de leurs malades de leur saupoudrer les jointures avec de la farine de seigle. Fuller conseille d'entourer les articulations avec de la flanelle bien imbibée d'une solution à la fois opiacée et alcaline. Si les souffrances sont très-vives, on pratiquera des injections sous-cutanées d'un sel de morphine à très-petite dose qu'on répétera matin et soir. Dans le cas où le rhumatisme se serait fixé sur une seule jointure et prendrait les caractères d'une arthrite inflammatoire, une application de sangsues *loco-dolenti* sera quelquefois utile.

Quelques indications spéciales peuvent se présenter. Si le rhumatisme s'accompagne à son début de symptômes d'embarras gastrique ou d'embarras intestinal. l'ipécacuanha ou les purgatifs seront utiles , lorsque des douleurs trop fortes ne les contre-indiquent pas ; nos malades atteints de rhumatisme scarlatineux ont paru se bien trouver de purgations énergiques (eau-de-vie allemande 15 gr.). Lorsque les patients sont condamnés par la violence des douleurs à une immobilité absolue, on devra veiller à ce qu'ils ne restent pas toujours couchés sur le même côté; nous avons vu dans un cas l'alitement prolongé produire des eschares.

Dans la convalescence, un traitement tonique, le quinquina, le fer, aideront à la réparation des forces et seront surtout indiqués par l'état anémique qui persiste chez les enfants quelquefois longtemps après la disparition des douleurs articulaires.

Quand le rhumatisme a atteint le cœur, on combattra l'inflammation des séreuses de cet organe par des vésicatoires volants à la région précordiale, ou si l'on craint de dénuder le derme dans une salle infectée de diphthérie, on se contentera de badigeonnages de teinture d'iode. Les ventouses scarifiées et surtout les sangsues, recommandées par la plupart des auteurs en pareille circonstance, peuvent être utiles lorsqu'une péricardite rhumatismale s'accompagne d'une douleur vive et d'une grande dyspnée ; mais lorsque la complication cardiaque se borne à une simple endocardite, nous croyons qu'une spoliation sanguine présente plus d'inconvénients que d'avantages. On administrera à l'intérieur la teinture de digitale à la dose de 10 à 30 gouttes, l'acétate de potasse, le vin diurétique, etc. Fuller recommande particulièrement dans les cas de rhumatisme cardiaque les mercuriaux associés à l'opium ; il administre le mercure soit en frictions sur la peau, soit sous forme de calomel ; chez un petit garçon de 8 ans atteint de péricardite rhumatismale, il prescrivait (1) une pilule renfermant 3 grains (19 centig.) de calomel et un demi-grain (3 centig.) d'opium à prendre toutes les quatre heures, plus une potion alcaline, du vin de colchique, et 8 sangsues sur le cœur, suivies d'un large vésicatoire ; le lendemain le même traitement était continué et on faisait en outre des frictions avec l'onguent mercuriel sur le derme dénudé par le vésicatoire ; l'enfant guérit complétement ; nous ne croyons pas qu'un tel luxe de thérapeutique soit souvent nécessaire.

La pleurésie et la pneumonie rhumatismales ne présentent pas chez les enfants d'indications spéciales ; MM. Rilliet et Barthez considèrent l'iodure de potassium à haute dose comme le remède le plus efficace contre les complications inflammatoires de la plèvre et du cœur dans le rhumatisme.

Le rhumatisme cérébral réclame une médication énergique ; on emploiera soit l'opium ou le chloral (voir notre obs. 26), soit les antispasmodiques comme le musc, soit les révulsifs comme un vésicatoire sur le cuir chevelu, ou un purgatif violent ; on appliquera des sangsues au niveau des apophyses mastoïdes ; on a recommandé aussi de chercher à attirer par des sinapismes, des ventouses, etc., la fluxion rhumatismale

____

(1) Loc. cit., p. 253.

du côté des jointures : malheureusement très-souvent cette redoutable complication restera au-dessus des ressources de l'art.

La chorée rhumatismale sera traitée de la même façon que la chorée en général ; chez un de nos malades (obs. 29) le traitement par le tartre stibié administré en séries répétées suivant la méthode de Gillette paraît avoir triomphé des accidents convulsifs. M. Roger recommande, lorsque la chorée coïncide avec les manifestations aiguës du rhumatisme sur les jointures et le cœur, d'associer le tartre stibié (10, 20 et 30 centig. à dose progressive) aux opiacés (extrait thébaïque 0,05 à 0,20 en 24 h.). Cette médication abat les forces musculaires, endort la sensibilité et la motilité et modère ainsi les mouvements désordonnés si pénibles lorsque les jointures sont endolories. Nous ne parlerons pas des autres traitements employés contre la chorée, ce serait sortir de notre sujet ; disons seulement que lorsque cette maladie se complique d'une affection cardiaque, certaines médications ne seront appliquées qu'avec précaution ; c'est ainsi que les bains, l'hydrothérapie, la gymnastique seront quelquefois proscrits pour ne pas aggraver les symptômes d'une hypertrophie commençante du cœur.

Ajoutons pour terminer ce chapitre que les enfants une fois atteints par le rhumatisme, restant toute leur vie exposés aux récidives de cette maladie, leur hygiène devra être dirigée de façon à prévenir autant que possible les accidents dont ils sont menacés ; ils chercheront à s'aguerrir contre le froid tout en redoublant de précaution contre cet agent ; l'hydrothérapie, les eaux minérales, l'exercice en plein air devront leur être recommandés toutes les fois que l'état du cœur ne le contre-indiquera pas.

CONCLUSIONS.

Nous résumons sous forme de conclusions quelques-uns des points principaux de ce travail :

1° Le rhumatisme est une affection assez commune chez les enfants à partir de 7 à 8 ans, elle est très-rare au-dessous de 5 ans.

2° Les symptômes du rhumatisme articulaire sont chez les enfants généralement moins intenses et leur durée est moindre que chez les adultes.

3° Les complications cardiaques du rhumatisme sont très-fréquentes dans le jeune âge, elles y sont presque la règle, et peuvent se manifester même dans les cas subaigus.

4° Les affections cardiaques rhumatismales guérissent quelquefois chez les enfants sans laisser de trace, mais d'autres fois se terminent par une affection organique du cœur qui peut être rapidement mortelle.

5° La pleurésie est assez fréquente à la suite de la péricardite rhumatismale, elle occupe alors le côté gauche et devient souvent double.

6° Le rhumatisme cérébral s'observe chez les enfants, il s'accompagne fréquemment de convulsions choréiques.

7° La chorée est souvent une manifestation du rhumatisme ; elle suit, accompagne ou plus rarement précède les douleurs articulaires.

8° La chorée rhumatismale s'accompagne très-souvent mais pas toujours d'une affection cardiaque ; la chorée et une maladie du cœur peuvent exister en même temps chez un enfant, sans que celui-ci ait jamais éprouvé de douleurs articulaires.

9° La théorie la plus satisfaisante de la chorée rhumatismale, consiste admettre que les désordres de la motilité sont une des manifestations de l'action du rhumatisme sur les centres nerveux et plus particulièrement sur la moelle ou ses enveloppes.

10° Le rhumatisme musculaire est rare dans l'enfance, le torticolis est souvent produit par une arthrite cervicale.

11° Le rhumatisme naît très-souvent chez les enfants sous l'influence de l'hérédité.

12° Le rhumatisme dit scarlatineux est une affection analogue au rhumatisme ordinaire ; la scarlatine n'est que la cause occasionnelle de la manifestation rhumatismale.

13° L'endocardite du rhumatisme scarlatineux guérit très-fréquemment sans laisser de traces.

14° Si nous comparons d'une manière générale le rhumatisme aigu tel qu'il se présente chez les enfants avec ce qu'il est chez les adultes, nous trouvons que, si chez les jeunes sujets il revêt une intensité moindre. il a, d'autre part, plus de tendance à quitter les séreuses articulaires pour envahir les organes internes. Les manifestations viscérales du rhumatisme sont plus fréquentes dans le jeune âge que dans l'âge adulte.

A. PARENT imprimeur de la Faculté de Médecine, rue Mr le Prince. 1.

www.ingramcontent.com/pod-product-compliance
Ingram Content Group UK Ltd.
Pitfield, Milton Keynes, MK11 3LW, UK
UKHW021220140726
13695UKWH00002B/666